DSM-IV-TR

BREVIARIO

CRITERIOS DIAGNÓSTICOS

BIBLIOTECA DEL DSM-IV-TR®

DSM-IV-TR®. Manual diagnóstico y estadístico de los trastornos mentales. Texto revisado
DSM-IV-TR®. Breviario: Criterios diagnósticos (encuadernación en rústica)
DSM-IV-TR®. Breviario: Criterios diagnósticos (encuadernación en espiral)
DSM-IV-TR®. Guía de estudio (Fauman)
DSM-IV-TR®. Libro de casos (Spitzer)
DSM-IV-TR®. Manual de diagnóstico diferencial (First)
DSM-IV-TR®. La entrevista clínica. Tomo I: Fundamentos (Othmer)
DSM-IV-TR®. La entrevista clínica. Tomo II: El paciente difícil (Othmer)
DSM-IV-TR®. Estudio de casos. Guía clínica para el diagnóstico diferencial (Frances-Ross)
DSM-IV®. Atención primaria (DSM-IV®–AP)
DSM-IV®. Guía de uso (Frances)
DSM-IV®. Tratado de psiquiatría (3.ª ed.) (Hales) (2 tomos)
DSM-IV®. Sinopsis de psiquiatría clínica (Hales) (basado en DSM-IV)
DSM-IV®. Preguntas y respuestas de Sinopsis de psiquiatría clínica (Hilty)
(basado en DSM-IV)

DSM-IV-TR

BREVIARIO

CRITERIOS DIAGNÓSTICOS

Director de la edición española

Juan J. López-Ibor Aliño

Catedrático de Psiquiatría,
Departamento de Psicología Médica y Psiquiatría,
Universidad Complutense de Madrid
Presidente de la Asociación Mundial de Psiquiatría

Co-Director de la edición española

Manuel Valdés Miyar

Profesor Titular de Psiquiatría,
Departamento de Psiquiatría y Psicobiología Clínica,
Facultad de Medicina, Universidad de Barcelona;
Jefe del Servicio de Psiquiatría
y Director del Institut Clínic de Psiquiatria i Psicologia,
Hospital Clínico Universitario de Barcelona

ⅲ MASSON

Barcelona - Madrid - Paris - Milano - Asunción - Bogotá - Buenos Aires - Caracas
Lima - Lisboa - México - Montevideo - Panamá - Quito - Rio de Janeiro
San José de Costa Rica - San Juan de Puerto Rico
Santiago de Chile

Tomàs de Flores i Formenti
Profesor Titular de Psiquiatría,
Departamento de Psiquiatría
y Psicobiología Clínica,
Facultad de Medicina,
Universidad de Barcelona

Joan Masana Ronquillo
Psiquiatra,
Ex Profesor Asociado de Psiquiatría,
Departamento de Psiquiatría
y Psicobiología Clínica,
Facultad de Medicina,
Universidad de Barcelona

Èric Masana Montejo
Médico farmacólogo

José Toro Trallero
Profesor Titular de Psiquiatría,
Departamento de Psiquiatría y Psicobiología Clínica,
Facultad de Medicina, Universidad de Barcelona;
Jefe del Servicio de Psiquiatría Infantojuvenil,
Institut Clínic de Psiquiatría y Psicología,
Hospital Clínico Universitario de Barcelona

Josep Treserra Torres
Psiquiatra,
Servicio de Psiquiatría y Psicología,
Hospital General de Catalunya

Claudi Udina Abelló
Profesor Asociado,
Departamento de Farmacología y Psiquiatría,
Universidad Autónoma de Barcelona;
Jefe del Servicio de Psiquiatría y Psicología,
Hospital General de Catalunya

MASSON, S.A.

Avda. Diagonal, 427 bis-429 - 08036 Barcelona - Teléfono: (34) 93 241 88 00

MASSON, S.A. - 120, Bd. Saint-Germain - 75280 Paris Cedex 06

MASSON S.P.A.- Via Muzio Attendolo detto Sforza, 7/9 - 20141 Milano

MASSON DOYMA MÉXICO, S.A. - Santander, 93 - Colonia Insurgentes Mixcoac - 03920 México DF

Primera edición   2002
   Reimpresiones   2002, 2003

© 2003 MASSON, S.A. - Avda. Diagonal, 427 bis-429 - Barcelona (España)
ISBN 84-458-1103-7 Versión española (encuadernación en rústica)
Versión española de la cuarta edición revisada de la obra original en lengua inglesa
Diagnostic Criteria from DSM-IV-TR, publicada por la American Psychiatric Association, Washington

Primera publicación en Estados Unidos por la American Psychiatric Association, Washington, D.C.
y London, Inglaterra
Copyright 2000. Reservados todos los derechos
First published in the United States by American Psychiatric Association, Washington, D.C.,
and London, England
Copyright 2000. All rights reserved
ISBN 0-89042-026-2 Edición original

Depósito Legal: B. 4.575 - 2003
Composición y compaginación: A. Parras - Avda. Meridiana, 93-95 - Barcelona (2002)
Impresión: Domingraf, S.L. - Pol. Ind. Can Magarola - Mollet del Vallès (Barcelona) (2003)
Printed in Spain

A Melvin Sabshin,
un hombre para la eternidad

ÍNDICE

INTRODUCCIÓN

Uno de los rasgos más importantes del DSM-IV es proporcionar criterios que sirvan para mejorar la fiabilidad de los diagnósticos. Para una consulta rápida, el clínico agradecerá disponer de un manual que sea a la vez manejable y de reducido tamaño y que contenga la clasificación (es decir, la lista de trastornos, los subtipos, los especificadores y los códigos diagnósticos), los apartados que describen la utilización del manual, la valoración multiaxial y los distintos cuadros de **criterios diagnósticos**. Este **Breviario** ha sido pensado para usarse junto con el DSM-IV; su adecuada utilización requiere haberse familiarizado con las descripciones de cada trastorno que acompañan a los diferentes criterios diagnósticos. Cabe señalar que en el año 2000 se publicó una revisión del texto del DSM-IV, con el nombre de DSM-IV-TR, para diferenciarla de la versión original aparecida en 1994. Los cambios efectuados en los códigos diagnósticos relacionados con la actualización del sistema de codificación CIE-9-MC, así como las correcciones en algunos criterios diagnósticos y en las categorías no especificadas, han hecho necesaria esta revisión del **Breviario**.

MICHAEL B. FIRST, M.D.
Copresidente, Grupo de Trabajo
  para la Revisión del Texto del DSM-IV
Director, Revisión del Texto y
  Criterios del DSM-IV

HAROLD ALAN PINCUS, M.D.
Copresidente, Grupo de Trabajo
  para la Revisión del Texto del DSM-IV
Vicepresidente, Comité Elaborador
  del DSM-IV

ALLEN FRANCES, M.D.
Presidente, Comité Elaborador
  del DSM-IV

THOMAS A. WIDIGER, Ph.D
Coordinador de Investigación

ADVERTENCIA

Los criterios diagnósticos específicos de cada trastorno mental son directrices para establecer el diagnóstico, puesto que se ha comprobado que su uso aumenta el entendimiento entre clínicos e investigadores. La correcta aplicación de estos criterios requiere un entrenamiento especial que proporcione conocimientos y habilidades clínicas.

Estos criterios diagnósticos y la clasificación de los trastornos mentales reflejan un consenso a partir de los conocimientos actuales en este campo, pero no incluyen todas las situaciones que pueden ser objeto de tratamiento o de investigación.

El propósito del DSM-IV es proporcionar descripciones claras de las categorías diagnósticas, con el fin de que los clínicos y los investigadores puedan diagnosticar, estudiar e intercambiar información y tratar los distintos trastornos mentales. La inclusión de categorías diagnósticas como la ludopatía o la pedofilia responde a objetivos clínicos y de investigación, y su formulación no implica que cumplan los criterios legales o no médicos ajenos a lo que constituye incapacidad, trastorno o enfermedad mental. Las consideraciones clínicas y científicas usadas para categorizar estas alteraciones como trastornos mentales pueden ser irrelevantes a la hora de pronunciarse sobre temas legales, como responsabilidad individual, intencionalidad o competencia.

USO DEL MANUAL

Nota: Remitimos al lector al apartado «Uso del manual» en el DSM-IV-TR (pág. 1) para una exposición más completa.

CÓDIGOS DE DIAGNÓSTICO

En la versión española del manual, la mayoría de los trastornos DSM-IV poseen dos códigos. Esto se debe a que en Europa se utiliza el sistema de codificación de la Clasificación Internacional de Enfermedades, décima revisión (CIE-10), mientras que en Estados Unidos el sistema de codificación oficial es el de la Clasificación Internacional de Enfermedades, novena revisión, modificación clínica (CIE-9-MC). Estos dos códigos aparecen en distintas situaciones. En el sistema de codificación de la CIE-10: 1) precediendo al nombre del trastorno en la clasificación (págs. 9-32); 2) al principio del apartado correspondiente a cada trastorno, y 3) acompañando al conjunto de criterios propio de cada trastorno. En el sistema de codificación de la CIE-9-MC: 1) precediendo al nombre del trastorno (págs. 305-326); 2) entre corchetes, detrás del nombre del trastorno que se encuentra al principio del apartado correspondiente, y 3) acompañando al conjunto de criterios propios de cada trastorno y situándolos detrás de cada uno de ellos y entre corchetes. En algunos diagnósticos (p. ej., retraso mental, trastorno del estado de ánimo inducido por sustancia), el código adecuado depende de especificaciones posteriores y aparece tras el texto y el conjunto de criterios propios del trastorno en cuestión. Los nombres de algunos

1

trastornos van seguidos de términos alternativos situados entre paréntesis, que, en la mayor parte de los casos, eran las denominaciones de
tales trastornos según aparecían en el DSM-III-R.

En esta versión revisada (DSM-IV-TR) se han incluido trastornos y
especificaciones que están pendientes de codificación en la CIE-10. En
estos casos, en la edición española se ha respetado la versión original
inglesa incluyendo sólo la clasificación CIE-9-MC entre corchetes.

Los subtipos (alguno de los cuales se codifica mediante el quinto
carácter) y las especificaciones pretenden incrementar la especificidad.
Dentro de un diagnóstico, los *subtipos* definen subgrupos fenomenoló-
gicos mutuamente excluyentes y se indican en el conjunto de criterios
mediante las palabras «especificar el tipo». Por ejemplo, el trastorno delirante incluye distintos tipos de acuerdo con el contenido de los delirios.
Concretamente los tipos son siete: erotomaníaco, de grandiosidad, celo-
típico, persecutorio, somático, mixto y no especificado. Por el contrario,
las *especificaciones* no pretenden ser mutuamente excluyentes y están
indicadas en el conjunto de criterios para las palabras «especificar si» (p.
ej., en la fobia social, las intrucciones señalan «especificar si: generalizada»). Las especificaciones permiten definir subgrupos más homogéneos
de individuos afectos por un trastorno y que comparten ciertas características (p. ej., trastorno depresivo mayor con síntomas melancólicos).
Aunque a veces se asigna un cuarto o quinto carácter para codificar un
subtipo o una especificación (p. ej., Demencia tipo Alzheimer, de inicio
tardío, con trastorno de comportamiento [294.11]) o la gravedad (F32.0
Trastorno depresivo mayor, episodio único, leve [296.21]), la mayoría de
los subtipos y las especificaciones incluidos en el DSM-IV no han podi-
do ser codificados según el sistema CIE-9-MC y sólo se han indicado
mediante la inclusión del subtipo o la especificación tras el nombre del
trastorno (p. ej., fobia social, generalizada). El sistema CIE-10 permite
codificar una gran parte de subtipos y especificaciones.

ESPECIFICACIONES DE LA GRAVEDAD Y EL CURSO

Habitualmente, el diagnóstico DSM-IV se aplica a las manifestaciones actuales del sujeto y no acostumbra utilizarse para denotar diagnós-

ticos anteriores de los que el individuo ya está recuperado. Una vez establecido el diagnóstico, pueden aplicarse las siguientes especificaciones indicadoras de gravedad y curso evolutivo: leve, moderado, grave, en remisión parcial, en remisión total e historia anterior.

Las especificaciones leve, moderado y grave sólo deben utilizarse cuando el trastorno cumpla en el momento presente todos los criterios. Al decidir si la presentación del trastorno ha de describirse como leve, moderada o grave, el clínico debe tener en cuenta el número e intensidad de los signos y síntomas del trastorno en cuestión, así como cualquier irregularidad en la actividad laboral o social. En la mayor parte de los trastornos hay que utilizar las siguientes directrices:

Leve.   Son pocos, o ninguno, los síntomas que exceden los requeridos para formular el diagnóstico. Los síntomas no dan lugar sino a un ligero deterioro de la actividad social o laboral.

Moderado.   Existen síntomas o deterioro funcional situados entre «leve» y «grave».

Grave.   Se detectan varios síntomas que exceden los requeridos para formular el diagnóstico, o distintos síntomas que son particularmente graves, o los síntomas dan lugar a un notable deterioro de la actividad social o laboral.

En remisión parcial.   Con anterioridad se cumplían todos los criterios del trastorno, pero en la actualidad sólo permanecen algunos de sus síntomas o signos.

En remisión total.   Ya no existe ningún síntoma o signo del trastorno, pero todavía es relevante desde un punto de vista clínico tener en cuenta dicho trastorno, por ejemplo, en un individuo con episodios anteriores de trastorno bipolar que ha permanecido sin síntomas durante los últimos 3 años, bajo tratamiento con litio. Tras un período de tiempo en completa remisión, el clínico puede considerar que el sujeto está recuperado y, en consecuencia, no codificar el trastorno como un diagnóstico actual. La diferenciación de en remisión total requiere la consideración de distintos factores, incluyendo el curso característico del trastorno, el lapso de tiempo transcurrido desde el último período patológico, la duración total del trastorno y la necesidad de evaluación persistente o de trata-miento profiláctico.

Historia anterior.   En determinados casos puede ser útil recons-truir la historia de los criterios cumplidos por el trastorno, aun cuando el individuo esté recuperado en la actualidad. Estos diag-nósticos anteriores de un trastorno mental deben indicarse utili-zando la especificación historia anterior (p. ej., trastorno de ansie-dad por separación, historia anterior, aplicable a un individuo con una historia de trastorno de ansiedad por separación, que en la actualidad no sufre trastorno alguno o que ahora satisface criterios de crisis de angustia).

Son varios los trastornos que cuentan con criterios específicos para definirlos como leves, moderados y graves: retraso mental, trastorno disocial, episodio maníaco y episodio depresivo mayor. Otros cuentan con criterios específicos para definirlos en remisión parcial y en remi-sión total: episodio maníaco, episodio depresivo mayor y dependencia de sustancias.

Recidiva

En la práctica clínica, es frecuente que los sujetos, tras un período de tiempo en que ya no se cumplen todos los criterios del trastorno (p. ej., en remisiones o recuperaciones parciales o totales), desarrollen cier-tos síntomas que sugieren la recidiva de su trastorno original, pero que sin embargo no cumplen las exigencias diagnósticas especificadas en la tabla de criterios. La mejor forma de indicar la presencia de estos sínto-mas es una cuestión de juicio clínico. Existen las siguientes opciones:

- Si se cree que los síntomas constituyen un nuevo episodio de un trastorno recurrente, dicho trastorno puede diagnosticarse como actual (o provisional) aun antes de haber cumplido todos los cri-terios (p. ej., tras cumplir los criterios de un episodio depresivo mayor durante sólo 10 días en lugar de los 14 días usualmente requeridos).

- Si se considera que los síntomas son clínicamente significativos pero no está claro que constituyan una recidiva del trastorno original, puede usarse la categoría no especificado.
- Si se opina que los síntomas no son clínicamente significativos, no hay que añadir ningún diagnóstico actual o provisional, pero puede anotarse «historia anterior» (v. anteriormente).

DIAGNÓSTICO PRINCIPAL/MOTIVO DE LA CONSULTA

Cuando en una hospitalización se establece más de un diagnóstico a un individuo, el *diagnóstico principal* corresponderá a aquel trastorno que, tras estudiar el caso, se considere responsable principal del ingreso. En la asistencia ambulatoria, cuando a un sujeto se le aplica más de un diagnóstico, el *motivo de la consulta* es el trastorno que justifica en primer lugar la asistencia médica ambulatoria recibida durante la visita. En la mayor parte de los casos el diagnóstico principal o el motivo de la consulta también constituyen el principal objeto de atención o tratamiento. Con frecuencia es difícil (y algo arbitrario) determinar qué diagnóstico es el principal o el motivo de la consulta, especialmente en situaciones de «doble diagnóstico» (un diagnóstico relacionado con sustancias, como dependencia de anfetaminas, acompañado por otro diagnóstico no relacionado con sustancias, como esquizofrenia). Por ejemplo, puede no quedar claro qué diagnóstico debe considerarse «principal» en el caso de una persona hospitalizada por esquizofrenia e intoxicación por anfetaminas, puesto que cada uno de estos trastornos podría haber contribuido igualmente a la necesidad de ingreso y tratamiento.

Los diagnósticos múltiples pueden formularse en forma multiaxial (v. pág. 33) o no axial (v. pág. 43). Cuando el diagnóstico principal corresponde a un trastorno del Eje I, esto se indica situándolo en primer lugar. Los restantes trastornos se ordenan según el objetivo asistencial y terapéutico. Cuando una persona cuenta con diagnósticos tanto del Eje I como del Eje II, se supondrá que el diagnóstico principal o el motivo de la visita radicará en el Eje I a menos que el diagnóstico del Eje II vaya seguido de la expresión «(diagnóstico principal)» o «(motivo de la consulta)».

Diagnóstico provisional

Cuando existe una clara presunción de que todos los criterios para un trastorno se cumplirán en última instancia, pero no se dispone de suficiente información para formular un diagnóstico firme, en tal caso puede utilizarse la especificación provisional. El clínico puede indicar la incertidumbre diagnóstica anotando «(provisional)» después del diagnóstico. Por ejemplo, el sujeto parece sufrir un trastorno depresivo mayor, pero no es posible obtener una historia adecuada que permita establecer que se cumplen todos los criterios. El término *provisional* también se utiliza en aquellas situaciones en las que el diagnóstico diferencial depende exclusivamente de la duración de la enfermedad. Por ejemplo, un diagnóstico de trastorno esquizofreniforme requiere una duración inferior a 6 meses y sólo puede formularse provisionalmente si se asigna antes de haber sobrevenido la remisión.

Utilización de categorías no especificadas

Dada la diversidad de las presentaciones clínicas, es imposible que la nomenclatura diagnóstica abarque cualquier situación posible. Por este motivo, cada clase de diagnóstico cuenta por lo menos con una categoría no especificada y algunas clases en particular incluyen varias categorías no especificadas. Son cuatro las situaciones en que puede estar indicado formular un diagnóstico no especificado:

- La presentación del cuadro coincide con las directrices generales específicas de un trastorno mental en la clase diagnóstica correspondiente, pero la sintomatología no cumple los criterios de alguno de los trastornos específicos. Esto sucede cuando los síntomas se sitúan por debajo del umbral diagnóstico propio de uno de los trastornos específicos o cuando se produce una presentación atípica o mixta.
- La presentación del cuadro constituye un patrón sintomático que no ha sido incluido en la Clasificación DSM-IV, pero da lugar a deterioro o malestar clínicamente significativos. Los criterios de

investigación para alguno de estos patrones sintomáticos han sido incluidos en el apéndice B («Criterios y ejes propuestos para estudios posteriores») del DSM-IV-TR.

- La etiología es incierta (p. ej., si el trastorno se debe a una enfermedad médica, está inducido por una sustancia, o es primario).
- No hay oportunidad para una recogida completa de datos (p. ej., en situaciones de urgencia) o la información es incoherente o contradictoria, pero existe suficiente información para incluirla dentro de una clase diagnóstica concreta (p. ej., el clínico determina que el sujeto tiene síntomas psicóticos, pero carece de información suficiente para diagnosticar un trastorno psicótico específico).

CLASIFICACIÓN DSM-IV-TR CON CÓDIGOS CIE-10

Cuando aparece una *x* en un código diagnóstico significa que se requiere un número específico de código.

Se indican con guiones (——.–) los trastornos y especificaciones pendientes de codificación.

En los nombres de algunos trastornos se añaden paréntesis (...) para indicar que hay que incluir el nombre del trastorno mental específico o de la enfermedad médica (p. ej., F05.0 Delirium debido a hipotiroidismo).

Los números entre paréntesis indican el número de página.

Si se cumplen todos los criterios, se puede anotar uno de los siguientes especificadores de gravedad a continuación del diagnóstico:

Leve
Moderado
Grave

Si no se cumplen todos los criterios, se puede anotar uno de los siguientes especificadores:

En remisión parcial
En remisión total
Historia anterior

Trastornos de inicio en la infancia, la niñez o la adolescencia (45)

RETRASO MENTAL (45)

Nota: *Se codifican en el Eje II.*

F70.9   Retraso mental leve (46)
F71.9   Retraso mental moderado (46)
F72.9   Retraso mental grave (46)
F73.9   Retraso mental profundo (46)
F79.9   Retraso mental de gravedad no especificada (46)

TRASTORNOS DEL APRENDIZAJE (46)

F81.0   Trastorno de la lectura (46)
F81.2   Trastorno del cálculo (47)
F81.8   Trastorno de la expresión escrita (47)
F81.9   Trastorno del aprendizaje no especificado (48)

TRASTORNO DE LAS HABILIDADES MOTORAS (48)

F82   Trastorno del desarrollo de la coordinación (48)

TRASTORNOS DE LA COMUNICACIÓN (49)

F80.1   Trastorno del lenguaje expresivo (49)
F80.2   Trastorno mixto del lenguaje receptivo-expresivo (50)
F80.0   Trastorno fonológico (51)
F98.5   Tartamudeo (52)
F80.9   Trastorno de la comunicación no especificado (52)

TRASTORNOS GENERALIZADOS DEL DESARROLLO (53)

F84.0   Trastorno autista (53)
F84.2   Trastorno de Rett (54)
F84.3   Trastorno desintegrativo infantil (55)
F84.5   Trastorno de Asperger (56)
F84.9   Trastorno generalizado del desarrollo no especificado (57)

TRASTORNOS POR DÉFICIT DE ATENCIÓN Y COMPORTAMIENTO PERTURBADOR (58)

——.–	Trastorno por déficit de atención con hiperactividad (58)
F90.0	Tipo combinado
F98.8	Tipo con predominio del déficit de atención
F90.0	Tipo con predominio hiperactivo-impulsivo
F90.9	Trastorno por déficit de atención con hiperactividad no especificado (60)
F91.8	Trastorno disocial (61)
——.–	Tipo de inicio infantil
——.–	Tipo de inicio adolescente
——.–	Inicio no especificado
F91.3	Trastorno negativista desafiante (63)
F91.9	Trastorno de comportamiento perturbador no especificado (64)

TRASTORNOS DE LA INGESTIÓN Y DE LA CONDUCTA ALIMENTARIA DE LA INFANCIA O LA NIÑEZ (64)

F98.3	Pica (64)
F98.2	Trastorno de rumiación (65)
F98.2	Trastorno de la ingestión alimentaria de la infancia o la niñez (65)

TRASTORNOS DE TICS (66)

F95.2	Trastorno de la Tourette (66)
F95.1	Trastorno de tics motores o vocales crónicos (67)
F95.0	Trastorno de tics transitorios (67)
	Especificar si: Episodio único/recidivante
F95.9	Trastorno de tics no especificado (68)

TRASTORNOS DE LA ELIMINACIÓN (68)

——.–	Encopresis (68)
R15	Con estreñimiento e incontinencia por rebosamiento (*codificar también K59.0 Estreñimiento en el Eje III*)
F98.1	Sin estreñimiento ni incontinencia por rebosamiento
F98.0	Enuresis (no debida a enfermedad médica) (69)
	Especificar tipo: Sólo nocturna/sólo diurna/nocturna y diurna

OTROS TRASTORNOS DE LA INFANCIA, LA NIÑEZ O LA ADOLESCENCIA (70)

F93.0   Trastorno de ansiedad por separación (70)
         Especificar si: De inicio temprano

F94.0   Mutismo selectivo (71)

F94.x   Trastorno reactivo de la vinculación de la infancia o la niñez (72)
   .1   Tipo inhibido
   .2   Tipo desinhibido

F98.4   Trastorno de movimientos estereotipados (73)
         Especificar si: Con comportamiento autolesivo

F98.9   Trastorno de la infancia, la niñez o la adolescencia no especificado (74)

Delirium, demencia, trastornos amnésicos y otros trastornos cognoscitivos (75)

DELIRIUM (75)

F05.0   Delirium debido a... *(Indicar enfermedad médica)*
         (en vez de código F05.1 si hay demencia superpuesta) (75)

——.—   Delirium inducido por sustancias
         (consultar trastornos relacionados con sustancias para los códigos específicos de cada una de ellas) (76)

——.—   Delirium por abstinencia de sustancias
         (consultar trastornos relacionados con sustancias para los códigos específicos de cada una de ellas) (77)

——.—   Delirium debido a múltiples etiologías
         (codificar cada etiología específica) (78)

F05.9   Delirium no especificado (79)

DEMENCIA (79)

F00.xx   Demencia tipo Alzheimer, de inicio temprano
         (codificar también G30.0 Enfermedad de Alzheimer, de inicio temprano, en el Eje III) (79)

——.—   Sin alteración de comportamiento

——.—   Con alteración de comportamiento

F00.xx Demencia tipo Alzheimer, de inicio tardío
        (codificar también G30.1 Enfermedad de Alzheimer, de inicio
        tardío en el Eje III) (81)
——.–   Sin alteración de comportamiento
——.–   Con alteración de comportamiento
F01.xx Demencia vascular (81)
   .80 No complicada
——.–   Con delirium
   .81 Con ideas delirantes
   .83 Con estado de ánimo depresivo
        Especificar si: Con trastorno del comportamiento

Codificar la presencia o ausencia de una alteración del comportamiento
en el quinto dígito para la Demencia debida a enfermedad médica:

0 = sin alteración de comportamiento
1 = con alteración de comportamiento

F02.4   Demencia debida a enfermedad por VIH
        (codificar también B22.0 VIH en el Eje III) (83)
F02.8   Demencia debida a traumatismo craneal
        (codificar también S06.9 Lesión cerebral en el Eje III) (83)
F02.3   Demencia debida a enfermedad de Parkinson
        (codificar también G20 Enfermedad de Parkinson en el Eje III)
        (83)
F02.2   Demencia debida a enfermedad de Huntington
        (codificar también G10 Enfermedad de Huntington en el
        Eje III) (83)
F02.0   Demencia debida a enfermedad de Pick
        (codificar también G31.0 Enfermedad de Pick en el eje III) (83)
F02.1   Demencia debida a enfermedad de Creutzfeldt-Jakob
        (codificar también A81.0 Enfermedad de Creutzfeldt-Jakob en
        el Eje III) (83)
F02.8   Demencia debida a…
        (indicar enfermedad médica no enumerada antes) (codificar
        también la enfermedad médica en el Eje III) (83)

——.–   Demencia persistente inducida por sustancias
          (consultar los trastornos relacionados con sustancias para los
          códigos específicos de cada una de ellas) (84)
F02.8   Demencia debida a múltiples etiologías
          (en lugar de código F00.2 Demencia mixta tipo Alzheimer y
          vascular) (85)
F03   Demencia no especificada (86)

TRASTORNOS AMNÉSICOS (87)
F04   Trastorno amnésico debido a…
          (indicar enfermedad médica) (87)
          Especificar si: Transitorio/crónico
——.–   Trastorno amnésico persistente inducido por sustancias
          (consultar los trastornos relacionados con sustancias para los
          códigos específicos de cada una de ellas) (88)
R41.3   Trastorno amnésico no especificado (88)

OTROS TRASTORNOS COGNOSCITIVOS (89)
F06.9   Trastorno cognoscitivo no especificado (89)

> **Trastornos mentales debidos a enfermedad médica,**
> **no clasificados en otros apartados** (91)

F06.1   Trastorno catatónico debido a… *(indicar enfermedad mé-*
          dica) (93)
F07.0   Cambio de personalidad debido a… *(indicar enfermedad mé-*
          dica) (93)
          Especificar tipo: Lábil/desinhibido/agresivo/apático/paranoide/otros tipos/
          combinado/inespecífico
F09   Trastorno mental no especificado debido a… *(indicar enfer-*
          medad médica) (94)

> **Trastornos relacionados con sustancias** (97)

[a] *Se pueden aplicar las siguientes especificaciones a la dependencia de*
sustancias:
     Especificar si: Con dependencia fisiológica/sin dependencia fisiológica

Codificación del curso de la dependencia en el quinto dígito:
0 = Remisión total temprana/remisión parcial temprana
0 = Remisión total sostenida/remisión parcial sostenida
1 = En entorno controlado
2 = En terapéutica con agonistas
4 = Leve/moderado/grave

Se aplican las siguientes especificaciones a los trastornos inducidos por sustancias
[I]De inicio durante la intoxicación/[A]de inicio durante la abstinencia

TRASTORNOS RELACIONADOS CON EL ALCOHOL (109)
Trastornos por consumo de alcohol
F10.2x   Dependencia del alcohol[a] (99)
F10.1   Abuso de alcohol (105)

Trastornos inducidos por alcohol
F10.00   Intoxicación por alcohol (110)
F10.3   Abstinencia de alcohol (111)
         Especificar si: Con alteraciones perceptivas
F10.03   Delirium por intoxicación por alcohol (76)
F10.4   Delirium por abstinencia de alcohol (77)
F10.73   Demencia persistente inducida por alcohol (84)
F10.6   Trastorno amnésico persistente inducido por alcohol (88)
F10.xx   Trastorno psicótico inducido por alcohol (193)
   .51   Con ideas delirantes[I,A]
   .52   Con alucinaciones[I,A]
F10.8   Trastorno del estado de ánimo inducido por alcohol[I,A] (181)
F10.8   Trastorno de ansiedad inducido por alcohol[I,A] (213)
F10.8   Trastorno sexual inducido por alcohol[I] (238)
F10.8   Trastorno del sueño inducido por alcohol[I,A] (264)
F10.9   Trastorno relacionado con el alcohol no especificado (110)

TRASTORNOS RELACIONADOS CON ALUCINÓGENOS (112)
Trastornos por consumo de alucinógenos
F16.2x   Dependencia de alucinógenos[a] (99)
F16.1   Abuso de alucinógenos (105)

Trastornos inducidos por alucinógenos

F16.00   Intoxicación por alucinógenos (113)

F16.70   Trastorno perceptivo persistente por alucinógenos (*flash-backs*) (114)

F16.03   Delirium por intoxicación por alucinógenos (76)

F16.xx   Trastorno psicótico inducido por alucinógenos (153)

    .51   Con ideas delirantes[I]

    .52   Con alucinaciones[I]

F16.8   Trastorno del estado de ánimo inducido por alucinógenos[I] (181)

F16.8   Trastorno de ansiedad inducido por alucinógenos[I] (213)

F16.9   Trastorno relacionado con alucinógenos no especificado (113)

TRASTORNOS RELACIONADOS CON ANFETAMINAS (O SUSTANCIAS DE ACCIÓN SIMILAR) (114)

Trastornos por consumo de anfetamina

F15.2x   Dependencia de anfetamina[a] (99)

F15.1   Abuso de anfetamina (105)

Trastornos inducidos por anfetamina

F15.00   Intoxicación por anfetamina (116)

F15.04   Intoxicación por anfetamina, con alteraciones perceptivas (116)

F15.3   Abstinencia de anfetamina (117)

F15.03   Delirium por intoxicación por anfetamina (76)

F15.xx   Trastorno psicótico inducido por anfetamina (153)

    .51   Con ideas delirantes[I]

    .52   Con alucinaciones[I]

F15.8   Trastorno del estado de ánimo inducido por anfetamina[I,A] (181)

F15.8   Trastorno de ansiedad inducido por anfetamina[I] (213)

F15.8   Trastorno sexual inducido por anfetamina[I] (238)

F15.8   Trastorno del sueño inducido por anfetamina[I,A] (264)

F15.9   Trastorno relacionado con anfetamina no especificado (115)

TRASTORNOS RELACIONADOS CON CAFEÍNA (118)

Trastornos inducidos por cafeína

F15.00   Intoxicación por cafeína (118)

F15.8   Trastorno de ansiedad inducido por cafeína[I] (213)
F15.8   Trastorno del sueño inducido por cafeína[I] (264)
F15.9   Trastorno relacionado con cafeína no especificado (118)

TRASTORNOS RELACIONADOS CON EL *CANNABIS* (219)
Trastornos por consumo de *Cannabis*
F12.2x   Dependencia de *Cannabis*[a] (99)
F12.1   Abuso de *Cannabis* (105)

Trastornos inducidos por *Cannabis*
F12.00   Intoxicación por *Cannabis* (120)
F12.04   Intoxicación por *Cannabis*, con alteraciones perceptivas (121)
F12.03   Delirium por intoxicación por *Cannabis* (76)
F12.xx   Trastorno psicótico inducido por *Cannabis* (153)
   .51   Con ideas delirantes[I]
   .52   Con alucinaciones[I]
F12.8   Trastorno de ansiedad inducido por *Cannabis*[I] (213)
F12.9   Trastorno relacionado con *Cannabis* no especificado (120)

TRASTORNOS RELACIONADOS CON COCAÍNA (121)
Trastornos por consumo de cocaína
F14.2x   Dependencia de cocaína[a] (99)
F14.1   Abuso de cocaína (105)

Trastornos inducidos por cocaína
F14.00   Intoxicación por cocaína (123)
F14.04   Intoxicación por cocaína, con alteraciones perceptivas (124)
F14.3   Abstinencia de cocaína (124)
F14.03   Delirium por intoxicación por cocaína (76)
F14.xx   Trastorno psicótico inducido por cocaína (153)
   .51   Con ideas delirantes[I]
   .52   Con alucinaciones[I]
F14.8   Trastorno del estado de ánimo inducido por cocaína[I,A] (181)
F14.8   Trastorno de ansiedad inducido por cocaína[I,A] (213)
F14.8   Trastorno sexual inducido por cocaína[I] (238)

F14.8   Trastorno del sueño inducido por cocaína[I,A] (214)
F14.9   Trastorno relacionado con cocaína no especificado (123)

TRASTORNOS RELACIONADOS CON FENCICLIDINA
(O SUSTANCIAS DE ACCIÓN SIMILAR) (125)
Trastornos por consumo de fenciclidina
F19.2x   Dependencia de fenciclidina[a] (99)
F19.1   Abuso de fenciclidina (105)

Trastornos inducidos por fenciclidina
F19.00   Intoxicación por fenciclidina (126)
F19.04   Intoxicación por fenciclidina, con alteraciones perceptivas (127)
F19.03   Delirium por intoxicación por fenciclidina (76)
F19.xx   Trastorno psicótico inducido por fenciclidina (153)
   .51   Con ideas delirantes[I]
   .52   Con alucinaciones[I]
F19.8   Trastorno del estado de ánimo inducido por fenciclidina[I] (181)
F19.8   Trastorno de ansiedad inducido por fenciclidina[I] (213)
F19.9   Trastorno relacionado con fenciclidina no especificado (126)

TRASTORNOS RELACIONADOS CON INHALANTES (127)

Trastornos por consumo de inhalantes
F18.2x   Dependencia de inhalantes[a] (99)
F18.1   Abuso de inhalantes (105)

Trastornos inducidos por inhalantes
F18.00   Intoxicación por inhalantes (128)
F18.03   Delirium por intoxicación por inhalantes (76)
F18.73   Demencia persistente inducida por inhalantes (84)
F18.xx   Trastorno psicótico inducido por inhalantes (153)
   .51   Con ideas delirantes[I]
   .52   Con alucinaciones[I]
F18.8   Trastorno del estado de ánimo inducido por inhalantes[I] (181)
F18.8   Trastorno de ansiedad inducido por inhalantes[I] (213)
F18.9   Trastorno relacionado con inhalantes no especificado (128)

TRASTORNOS RELACIONADOS CON LA NICOTINA (129)
Trastorno por consumo de nicotina
F17.2x   Dependencia de nicotina[a] (99)

Trastornos inducidos por nicotina
F17.3   Abstinencia de nicotina (130)
F17.9   Trastorno relacionado con nicotina no especificado (130)

TRASTORNOS RELACIONADOS CON OPIÁCEOS (131)
Trastornos por consumo de opiáceos
F11.2x   Dependencia de opiáceos[a] (99)
F11.1   Abuso de opiáceos (105)

Trastornos inducidos por opiáceos
F11.00   Intoxicación por opiáceos (132)
F11.04   Intoxicación por opiáceos, con alteraciones perceptivas (132)
F11.3   Abstinencia de opiáceos (133)
F11.03   Delirium por intoxicación por opiáceos (76)
F11.xx   Trastorno psicótico inducido por opiáceos (153)
    .51   Con ideas delirantes[I]
    .52   Con alucinaciones[I]
F11.8   Trastorno del estado de ánimo inducido por opiáceos[I] (181)
F11.8   Trastorno sexual inducido por opiáceos[I] (238)
F11.8   Trastorno del sueño inducido por opiáceos[I,A] (264)
F11.9   Trastorno relacionado con opiáceos no especificado (132)

TRASTORNOS RELACIONADOS CON SEDANTES, HIPNÓTICOS O ANSIOLÍTICOS (134)
Trastornos por consumo de sedantes, hipnóticos o ansiolíticos
F13.2x   Dependencia de sedantes, hipnóticos o ansiolíticos[a] (99)
F13.1   Abuso de sedantes, hipnóticos o ansiolíticos (105)

Trastornos inducidos por sedantes, hipnóticos o ansiolíticos
F13.00   Intoxicación por sedantes, hipnóticos o ansiolíticos (136)
F13.3   Abstinencia de sedantes, hipnóticos o ansiolíticos (137)
          Especificar si: Con alteraciones perceptivas

F13.03   Delirium por intoxicación por sedantes, hipnóticos o ansiolíticos (76)

F13.4   Delirium por abstinencia de sedantes, hipnóticos o ansiolíticos (77)

F13.73   Demencia persistente inducida por sedantes, hipnóticos o ansiolíticos (84)

F13.6   Trastorno amnésico persistente inducido por sedantes, hipnóticos o ansiolíticos (88)

F13.xx   Trastorno psicótico inducido por sedantes, hipnóticos o ansiolíticos (153)

.51   Con ideas delirantes[I,A]

.52   Con alucinaciones[I,A]

F13.8   Trastorno del estado de ánimo inducido por sedantes, hipnóticos o ansiolíticos[I,A] (181)

F13.8   Trastorno de ansiedad inducido por sedantes, hipnóticos o ansiolíticos[A] (213)

F13.8   Trastorno sexual inducido por sedantes, hipnóticos o ansiolíticos[I] (238)

F13.8   Trastorno del sueño inducido por sedantes, hipnóticos o ansiolíticos[I,A] (264)

F13.9   Trastorno relacionado con sedantes, hipnóticos o ansiolíticos no especificado (135)

TRASTORNO RELACIONADO CON VARIAS SUSTANCIAS
F19.2x   Dependencia de varias sustancias[a] (138)

TRASTORNOS RELACIONADOS CON OTRAS SUSTANCIAS (O DESCONOCIDAS) (139)
Trastornos por consumo de otras sustancias (o desconocidas)
F19.2x   Dependencia de otras sustancias (o desconocidas)[a] (99)

F19.1   Abuso de otras sustancias (o desconocidas) (105)

Trastornos inducidos por otras sustancias (o desconocidas)
F19.00   Intoxicación por otras sustancias (o desconocidas) (107)

F19.04   Intoxicación por otras sustancias (o desconocidas), con alteraciones perceptivas (107)

F19.3   Abstinencia de otras sustancias (o desconocidas) (107)
Especificar si: Con alteraciones perceptivas

F19.03   Delirium inducido por otras sustancias (o desconocidas) *(codificar F19.4 si comienza durante la abstinencia)* (76)

F19.73   Demencia persistente inducida por otras sustancias (o desconocidas) (84)

F19.6   Trastorno amnésico persistente inducido por otras sustancias (o desconocidas) (88)

F19.xx   Trastorno psicótico inducido por otras sustancias (o desconocidas) (153)

    .51   Con ideas delirantes[I,A]

    .52   Con alucinaciones[I,A]

F19.8   Trastorno del estado de ánimo inducido por otras sustancias (o desconocidas)[I,A] (181)

F19.8   Trastorno de ansiedad inducido por otras sustancias (o desconocidas)[I,A] (213)

F19.8   Trastorno sexual inducido por otras sustancias (o desconocidas)[I] (238)

F19.8   Trastorno del sueño inducido por otras sustancias (o desconocidas)[I,A] (264)

F19.9   Trastorno relacionado con otras sustancias (o desconocidas) no especificado (141)

Esquizofrenia y otros trastornos psicóticos (143)

F20.xx   Esquizofrenia (143)

    .0x   Tipo paranoide (145)

    .1x   Tipo desorganizado (145)

    .2x   Tipo catatónico (145)

    .3x   Tipo indiferenciado (146)

    .5x   Tipo residual (146)

Codificación del curso de la esquizofrenia en el quinto dígito:

2 = Episódico con síntomas residuales interepisódicos (*especificar si:* Con síntomas negativos acusados)

3 = Episódico sin síntomas residuales interepisódicos

0 = Continuo (*especificar si:* Con síntomas negativos acusados)

4 = Episodio único en remisión parcial (*especificar si:* Con síntomas negativos acusados)
5 = Episodio único en remisión total
8 = Otro patrón o no especificado
9 = Menos de 1 año desde el comienzo de los síntomas de la fase activa inicial

F20.8   Trastorno esquizofreniforme (148)
         Especificar si: Sin síntomas de buen pronóstico/con síntomas de buen pro-
         nóstico

F25.x   Trastorno esquizoafectivo (148)
  .0   Tipo bipolar
  .1   Tipo depresivo

F22.0   Trastorno delirante (149)
         Especificar tipo: Erotomaníaco/de grandiosidad/celotípico/persecutorio/so-
         mático/mixto/no especificado

F28x   Trastorno psicótico breve (150)
  .81   Con desencadenante(s) grave(s)
  .80   Sin desencadenante(s) grave(s)
         Especificar si: De inicio en el posparto

F24   Trastorno psicótico compartido *(folie à deux)* (151)

F06.x   Trastorno psicótico debido a…
         (indicar enfermedad médica) (152)
  .2   Con ideas delirantes
  .0   Con alucinaciones

——.–   Trastorno psicótico inducido por sustancias
         (consultar los trastornos relacionados con sustancias para los
         códigos específicos de cada una de ellas) (153)
         Especificar si: De inicio durante la intoxicación/de inicio durante la abstinencia

F29   Trastorno psicótico no especificado (154)

Trastornos del estado de ánimo (157)

Se aplicarán (para los episodios actuales o más recientes) a los trastornos del estado de ánimo las siguientes especificaciones:
    [a] Gravedad/psicótico/especificadores en remisión/[b] crónico/[c] con síntomas catatónicos/[d] con síntomas melancólicos/[e]con síntomas atípicos/[f] de inicio en el posparto

Se aplicarán a los trastornos del estado de ánimo las siguientes especificaciones:
    [g] Con o sin recuperación interepisódica total/[h] con patrón estacional/[i] con ciclos rápidos

TRASTORNOS DEPRESIVOS (162)

F32.x   Trastorno depresivo mayor, episodio único[a,b,c,d,e,f] (162)

F33.x   Trastorno depresivo mayor, recidivante[a,b,c,d,e,f,g,h] (163)

Codificar el estado actual del episodio depresivo mayor en el cuarto dígito:

0 = Leve
1 = Moderado
2 = Grave sin síntomas psicóticos
3 = Grave con síntomas psicóticos
   Especificar: Síntomas psicóticos congruentes con el estado de ánimo/síntomas psicóticos no congruentes con el estado de ánimo
4 = En remisión parcial
4 = En remisión total
9 = No especificado

F34.1   Trastorno distímico (166)
   Especificar si: De inicio temprano/de inicio tardío
   Especificar: Con síntomas atípicos

F32.9   Trastorno depresivo no especificado (167)

TRASTORNOS BIPOLARES (169)

F30.x   Trastorno bipolar I, episodio maníaco único[a,c,f] (169)
   Especificar si: Mixto

Codificar el estado actual del episodio maníaco en el cuarto dígito:

1 = Leve, moderado o grave sin síntomas psicóticos
2 = Grave con síntomas psicóticos
8 = En remisión parcial o total

F31.0   Trastorno bipolar I, episodio más reciente hipomaníaco[g,h,i] (170)

F31.x   Trastorno bipolar I, episodio más reciente maníaco[a,c,f,g,h,i] (171)

Codificar el estado actual del episodio maníaco en el cuarto dígito:

1 = Leve, moderado o grave sin síntomas psicóticos
2 = Grave con síntomas psicóticos
7 = En remisión parcial o total

F31.6   Trastorno bipolar I, episodio más reciente mixto[a,c,f,g,h,i] (172)
F31.x   Trastorno bipolar I, episodio más reciente
           depresivo[a,b,c,d,e,f,g,h,i] (173)

Codificar el estado actual del episodio depresivo mayor en el cuarto dígito:
   3 = Leve o moderado
   4 = Grave sin síntomas psicóticos
   5 = Grave con síntomas psicóticos
   7 = En remisión parcial o total

F31.9   Trastorno bipolar I, episodio más reciente no
           especificado[g,h,i] (174)
F31.8   Trastorno bipolar II[a,b,c,d,e,f,g,h,i] (176)
           Especificar (episodio actual o más reciente): Hipomaníaco/depresivo
F34.0   Trastorno ciclotímico (178)
F31.9   Trastorno bipolar no especificado (179)
F06.xx   Trastorno del estado de ánimo debido a...
           (indicar enfermedad médica) (180)
   .32   Con síntomas depresivos
   .32   Con síntomas de depresión mayor
   .30   Con síntomas maníacos
   .33   Con síntomas mixtos
——.——   Trastorno del estado de ánimo inducido por sustancias
           (consultar los trastornos relacionados con sustancias para los
           códigos específicos de cada una de ellas) (181)
           Especificar tipo: Con síntomas depresivos/con síntomas maníacos/con sín-
           tomas mixtos
           Especificar si: De inicio durante la intoxicación/de inicio durante la abstinencia
F39   Trastorno del estado de ánimo no especificado (183)

Trastornos de ansiedad (197)

F41.0   Trastorno de angustia sin agorafobia (199)
F40.01   Trastorno de angustia con agorafobia (200)
F40.00   Agorafobia sin historia de trastorno de angustia (201)
F40.2   Fobia específica (202)
           Especificar tipo: Animal/ambiental/sangre-inyecciones-daño/situacional/otro tipo

F40.1	Fobia social (204)
	Especificar si: Generalizada
F42.8	Trastorno obsesivo-compulsivo (205)
	Especificar si: Con poca conciencia de enfermedad
F43.1	Trastorno por estrés postraumático (207)
	Especificar si: Agudo/crónico
	Especificar si: De inicio demorado
F43.0	Trastorno por estrés agudo (209)
F41.1	Trastorno de ansiedad generalizada (211)
F06.4	Trastorno de ansiedad debido a...
	(indicar enfermedad médica) (212)
	Especificar si: Con ansiedad generalizada/con crisis de angustia/con síntomas obsesivo-compulsivos
——.—	Trastorno de ansiedad inducido por sustancias
	(consultar los trastornos relacionados con sustancias para los códigos específicos de cada una de ellas) (213)
	Especificar si: Con ansiedad generalizada/con crisis de angustia/con síntomas obsesivo-compulsivos/con síntomas fóbicos
	Especificar si: De inicio durante la intoxicación/de inicio durante la abstinencia
F41.9	Trastorno de ansiedad no especificado (215)

Trastornos somatomorfos (217)

F45.0	Trastorno de somatización (217)
F45.1	Trastorno somatomorfo indiferenciado (218)
F44.x	Trastorno de conversión (219)
.4	Con síntomas o déficit motores
.5	Con crisis o convulsiones
.6	Con síntomas o déficit sensoriales
.7	Con presentación mixta
F45.4	Trastorno por dolor (220)
	Especificar tipo: Asociado a factores psicológicos/asociado a factores psicológicos y a enfermedad médica
	Especificar si: Agudo/crónico
F45.2	Hipocondría (222)
	Especificar si: Con poca conciencia de enfermedad
F45.2	Trastorno dismórfico corporal (223)
F45.9	Trastorno somatomorfo no especificado (223)

Trastornos facticios (225)

F68.1   Trastorno facticio (225)
Especificar tipo: Con predominio de signos y síntomas psicológicos/con predominio de signos y síntomas somáticos/con combinación de signos y síntomas psicológicos y somáticos
F68.1   Trastorno facticio no especificado (226)

Trastornos disociativos (227)

F44.0   Amnesia disociativa (227)
F44.1   Fuga disociativa (228)
F44.81   Trastorno de identidad disociativo (228)
F48.1   Trastorno de despersonalización (229)
F44.9   Trastorno disociativo no especificado (229)

Trastornos sexuales y de la identidad sexual (231)

TRASTORNOS SEXUALES (231)
Se aplicarán los siguientes especificadores a todos los trastornos sexuales primarios:
Especificar tipo: De toda la vida/adquirido/general/situacional/debido a factores psicológicos/debido a factores combinados

Trastornos del deseo sexual
F52.0   Deseo sexual hipoactivo (231)
F52.10   Trastorno por aversión al sexo (232)

Trastornos de la excitación sexual
F52.2   Trastorno de la excitación sexual en la mujer (232)
F52.2   Trastorno de la erección en el hombre (233)

Trastornos orgásmicos
F52.3   Trastorno orgásmico femenino (233)
F52.3   Trastorno orgásmico masculino (234)
F52.4   Eyaculación precoz (234)

Trastornos sexuales por dolor

F52.6	Dispareunia (no debida a una enfermedad médica) (235)
F52.5	Vaginismo (no debido a una enfermedad médica) (235)

Trastorno sexual debido a una enfermedad médica (237)

N94.8   Deseo sexual hipoactivo en la mujer debido a...
(indicar enfermedad médica) (238)

N50.8   Deseo sexual hipoactivo en el hombre debido a...
(indicar enfermedad médica) (238)

N48.4   Trastorno de la erección en el hombre debido a...
(indicar enfermedad médica) (238)

N94.1   Dispareunia femenina debida a...
(indicar enfermedad médica) (238)

N50.8   Dispareunia masculina debida a...
(indicar enfermedad médica) (238)

N94.8   Otros trastornos sexuales femeninos debidos a...
(indicar enfermedad médica) (238)

N50.8   Otros trastornos sexuales masculinos debidos a...
(indicar enfermedad médica) (238)

——.–   Trastorno sexual inducido por sustancias
(consultar los trastornos relacionados con sustancias para los códigos específicos de cada una de ellas) (238)
Especificar si: Con alteración del deseo/con alteración de la excitación/con alteración del orgasmo/con dolor sexual
Especificar si: De inicio durante la intoxicación

F52.9   Disfunción sexual no especificada (240)

PARAFILIAS (240)

F65.2   Exhibicionismo (240)

F65.0   Fetichismo (241)

F65.8   Frotteurismo (241)

F65.4   Pedofilia (242)
Especificar si: Con atracción sexual por los hombres/con atracción sexual por las mujeres/con atracción sexual por ambos sexos
Especificar si: Limitada al incesto
Especificar tipo: Exclusivo/no exclusivo

F65.5   Masoquismo sexual (243)

F65.5   Sadismo sexual (243)

F65.1   Fetichismo transvestista (243)
         Especificar si: Con disforia sexual
F65.3   Voyeurismo (244)
F65.9   Parafilia no especificada (244)

TRASTORNOS DE LA IDENTIDAD SEXUAL (245)
F64.x   Trastorno de la identidad sexual (245)
   .2   En niños
   .0   En adolescentes o adultos
         Especificar si: Con atracción sexual por los hombres/con atracción sexual por las mujeres/con atracción sexual por ambos/sin atracción sexual por ninguno
F64.9   Trastorno de la identidad sexual no especificado (246)
F52.9   Trastorno sexual no especificado (247)

Trastornos de la conducta alimentaria (249)

F50.0   Anorexia nerviosa (249)
         Especificar tipo: Restrictivo/compulsivo/purga-tivo
F50.2   Bulimia nerviosa (250)
         Especificar tipo: Purgativo/no purgativo
F50.9   Trastorno de la conducta alimentaria no especificado (251)

Trastornos del sueño (253)

TRASTORNOS PRIMARIOS DEL SUEÑO (253)
Disomnias (253)
F51.0   Insomnio primario (253)
F51.1   Hipersomnia primaria (254)
         Especificar si: Recidivante
G47.4   Narcolepsia (255)
G47.3   Trastorno del sueño relacionado con la respiración (255)
F51.2   Trastorno del ritmo circadiano (256)
         Especificar tipo: Sueño retrasado/*jet lag*/cambios de turno de trabajo/no especificado
F51.9   Disomnia no especificada (257)

Parasomnias (258)
F51.9   Pesadillas (258)

F51.4   Terrores nocturnos (259)

F51.3   Sonambulismo (259)

F51.8   Parasomnia no especificada (260)

TRASTORNOS DEL SUEÑO RELACIONADOS CON OTRO TRASTORNO MENTAL (261)

F51.0   Insomnio relacionado con...
           (indicar trastorno del Eje I o del Eje II) (261)

F51.1   Hipersomnia relacionada con...
           (indicar trastorno del Eje I o del Eje II) (262)

OTROS TRASTORNOS DEL SUEÑO

G47.x   Trastorno del sueño debido a...
           (indicar enfermedad médica) (263)

     .0   Tipo insomnio

     .1   Tipo hipersomnia

     .8   Tipo parasomnia

     .8   Tipo mixto

——.–   Trastorno del sueño inducido por sustancias
           (consultar los trastornos relacionados con sustancias para los códigos específicos de cada una de ellas) (264)
           Especificar tipo: Insomnio/hipersomnia/ parasomnia/mixto
           Especificar si: De inicio durante la intoxicación/de inicio durante la abstinencia

Trastornos del control de los impulsos no clasificados en otros apartados (267)

F63.8   Trastorno explosivo intermitente (267)

F63.2   Cleptomanía (267)

F63.1   Piromanía (268)

F63.0   Juego patológico (269)

F63.3   Tricotilomanía (270)

F63.9   Trastorno del control de los impulsos no especificado (270)

Trastornos adaptativos (271)

F43.xx   Trastorno adaptativo (271)

     .20   Con estado de ánimo depresivo

.28   Con ansiedad
.22   Mixto con ansiedad y estado de ánimo depresivo
.24   Con trastorno de comportamiento
.25   Con alteración mixta de las emociones y el comportamiento
.9   No especificado
Especificar si: Agudo/crónico

Trastornos de la personalidad (275)

Nota: Se codifican en el Eje II.
F60.0   Trastorno paranoide de la personalidad (276)
F60.1   Trastorno esquizoide de la personalidad (277)
F21   Trastorno esquizotípico de la personalidad (278)
F60.2   Trastorno antisocial de la personalidad (279)
F60.31   Trastorno límite de la personalidad (280)
F60.4   Trastorno histriónico de la personalidad (281)
F60.8   Trastorno narcisista de la personalidad (282)
F60.6   Trastorno de la personalidad por evitación (283)
F60.7   Trastorno de la personalidad por dependencia (283)
F60.5   Trastorno obsesivo-compulsivo de la personalidad (284)
F60.9   Trastorno de la personalidad no especificado (285)

Otros problemas que pueden ser objeto de atención clínica (287)

FACTORES PSICOLÓGICOS QUE AFECTAN AL ESTADO FÍSICO (287)
F54   ...*(Especificar el factor psicológico)* que afecta a... *(indicar enfermedad médica)* (287)
         Elegir según la naturaleza de los factores:
         Trastorno mental que afecta a una enfermedad médica
         Síntomas psicológicos que afectan a una enfermedad médica
         Rasgos de personalidad o estilo de afrontamiento que afectan
         a una enfermedad médica

Comportamientos desadaptativos que afectan a una enfermedad médica

Respuesta fisiológica relacionada con el estrés que afecta a una enfermedad médica

Otros factores psicológicos o no especificados que afectan a una enfermedad médica

TRASTORNOS MOTORES INDUCIDOS POR MEDICAMENTOS (289)

G21.1 Parkinsonismo inducido por neurolépticos (290)
G21.0 Síndrome neuroléptico maligno (290)
G24.0 Distonía aguda inducida por neurolépticos (290)
G21.1 Acatisia aguda inducida por neurolépticos (290)
G24.0 Discinesia tardía inducida por neurolépticos (291)
G25.1 Temblor postural inducido por medicamentos (291)
G25.9 Trastorno motor inducido por medicamentos no especificado (291)

OTROS TRASTORNOS INDUCIDOS POR MEDICAMENTOS

T88.7 Efectos adversos de los medicamentos no especificados (292)

PROBLEMAS DE RELACIÓN (292)

Z63.7 Problema de relación asociado a un trastorno mental o a una enfermedad médica (293)
Z63.8 Problemas paterno-filiales
       (código Z63.1 si el objeto de atención es el niño) (293)
Z63.0 Problemas conyugales (293)
F93.3 Problema de relación entre hermanos (293)
Z63.9 Problema de relación no especificado (294)

PROBLEMAS RELACIONADOS CON EL ABUSO O LA NEGLIGENCIA (294)

T74.1 Abuso físico del niño (294)
T74.2 Abuso sexual del niño (295)
T74.0 Negligencia de la infancia (295)
T74.1 Abuso físico del adulto

——.—   (si es por el/la compañero/a)
——.—   (si es por alguien que no es el/la compañero/a *(codificar [995.81] si el objeto de atención clínica es la víctima)* (295)
T74.2   Abuso sexual del adulto
——.—   (si es por el/la compañero/a)
——.—   (si es por alguien que no es el/la compañero/a *(codificar [995.83] si el objeto de atención clínica es la víctima)* (295)

PROBLEMAS ADICIONALES QUE PUEDEN SER OBJETO DE ATENCIÓN CLÍNICA (296)

Z91.1   Incumplimiento terapéutico (296)
Z76.5   Simulación (296)
Z72.8   Comportamiento antisocial del adulto (297)
Z72.8   Comportamiento antisocial en la niñez o la adolescencia (297)
R41.8   Capacidad intelectual límite (298)
R41.8   Deterioro cognoscitivo relacionado con la edad (298)
Z63.4   Duelo (298)
Z55.8   Problema académico (299)
Z56.7   Problema laboral (299)
F93.8   Problema de identidad (300)
Z71.8   Problema religioso o espiritual (300)
Z60.3   Problema de aculturación (300)
Z60.0   Problema biográfico (300)

Códigos adicionales (301)

F99   Trastorno mental no especificado (no psicótico) (301)
Z03.2   Sin diagnóstico o estado en el Eje I (301)
R69   Diagnóstico o estado aplazado en el Eje I (301)
Z03.2   Sin diagnóstico en el Eje II (302)
R46.8   Diagnóstico aplazado en el Eje II (302)

EVALUACIÓN MULTIAXIAL

Un sistema multiaxial implica una evaluación en varios ejes, cada uno de los cuales concierne a un área distinta de información que puede ayudar al clínico en el planeamiento del tratamiento y en la predicción de resultados. En la clasificación multiaxial DSM-IV se incluyen cinco ejes:

Eje I	Trastornos clínicos
	Otros problemas que pueden ser objeto de atención clínica
Eje II	Trastornos de la personalidad
	Retraso mental
Eje III	Enfermedades médicas
Eje IV	Problemas psicosociales y ambientales
Eje V	Evaluación de la actividad global

El uso del sistema multiaxial facilita una evaluación completa y sistemática de los distintos trastornos mentales y enfermedades médicas, de los problemas psicosociales y ambientales, y del nivel de actividad, que podrían pasar desapercibidos si el objetivo de la evaluación se centrara en el simple problema objeto de la consulta. Un sistema multiaxial proporciona un formato adecuado para organizar y comunicar información clínica, para captar la complejidad de las situaciones clínicas y para describir la heterogeneidad de los individuos que presentan el mismo diagnóstico. Además, el sistema multiaxial promueve la aplicación del modelo biopsicosocial en clínica, enseñanza e investigación.

El resto de este apartado describe cada uno de los ejes DSM-IV. En algunos centros o situaciones los clínicos pueden preferir no utilizar el sistema multiaxial. Por esta razón, al final del apartado se dan ciertas directrices para informar sobre los resultados de una evaluación DSM-IV sin aplicar el sistema multiaxial formal.

EJE I: TRASTORNOS CLÍNICOS. OTROS PROBLEMAS QUE PUEDEN SER OBJETO DE ATENCIÓN CLÍNICA

El Eje I describe todos los trastornos incluidos en la clasificación excepto los trastornos de la personalidad y el retraso mental (que se han incluido en el Eje II).

También se anotan en el Eje I otros trastornos que pueden ser objeto de atención clínica.

Cuando un individuo sufre más de un trastorno del Eje I, deben registrarse todos ellos. Cuando se presenta más de un trastorno del Eje I, debe indicarse en primer lugar el diagnóstico principal o el motivo de consulta (v. pág. 5). Cuando una persona presente un trastorno del Eje I y otro del Eje II, se supondrá que el diagnóstico principal o el motivo de consulta corresponde al Eje I, a menos que el diagnóstico del Eje II vaya seguido de la frase «(diagnóstico principal)» o «(motivo de consulta)». En el caso de no presentarse ningún trastorno del Eje I, este hecho debe codificarse como Z03.2 [V71.09]. Si hay que aplazar un diagnóstico del Eje I hasta recoger alguna información adicional, este hecho se codificará como R69 [799.9].

EJE II: TRASTORNOS DE LA PERSONALIDAD. RETRASO MENTAL

El Eje II incluye los trastornos de la personalidad y el retraso mental. También puede utilizarse para hacer constar mecanismos de defensa y características desadaptativas de la personalidad. Enumerar los trastornos de la personalidad y el retraso mental en un eje separado asegura que se tomará en consideración la posible presencia de trastornos de la personalidad y retraso mental, anomalías éstas que pudieran pasar desapercibidas cuando se presta atención directa a trastornos del Eje I, habitualmente más floridos. La codificación de los trastornos de la personalidad en el Eje II no implica que su patogenia o la índole de la terapéutica apropiada sean fundamentalmente diferentes de las implicadas en los trastornos codificados en el Eje I.

Cuando una persona tiene más de un trastorno del Eje II, situación relativamente frecuente, deben hacerse constar todos los diagnósticos. Cuando un individuo presenta simultáneamente un trastorno del Eje I y otro del Eje II, y el diagnóstico del Eje II es el principal o el motivo de consulta, este hecho debe indicarse añadiendo la frase «(diagnóstico principal)» o «(motivo de consulta)» tras el diagnóstico del Eje II. Cuando no se presenta ningún trastorno del Eje II, este hecho debe codificarse como Z03.2 [V71.09]. Si hay que aplazar un diagnóstico del Eje II, pendientes de recoger alguna información adicional, debe codificarse como R46.8 [799.9].

El Eje II también puede utilizarse para indicar ciertas características desadaptativas de personalidad que no cumplen los mínimos necesarios para constituir un trastorno de la personalidad (en estos casos no debe utilizarse ningún número de código). También puede indicarse en el Eje II el uso habitual de mecanismos de defensa desadaptativos.

EJE III: ENFERMEDADES MÉDICAS

El Eje III incluye las enfermedades médicas actuales que son potencialmente relevantes para la comprensión o abordaje del trastorno mental del sujeto. Estos estados están clasificados fuera del capítulo «Trastornos mentales» de la CIE-10 (y fuera del cap. V de la CIE-9-MC). Un listado detallado de los códigos específicos de la CIE-9-MC se expone en la página 305.

La distinción multiaxial entre trastornos de los Ejes I, II y III no implica que existan diferencias fundamentales en su conceptualización, ni que los trastornos mentales dejen de tener relación con factores o procesos físicos o biológicos, ni que las enfermedades médicas no estén relacionadas con factores o procesos de comportamiento o psicológicos. La razón para distinguir enfermedades médicas es la de alentar la minuciosidad de la evaluación y mejorar la comunicación entre los profesionales de la salud mental.

Las enfermedades médicas pueden relacionarse con los trastornos mentales de diferentes modos. En algunos casos es evidente que la enfermedad médica constituye un factor causal directo para el desarrollo o empeoramiento de síntomas mentales, y que los mecanismos implicados en este efecto son fisiológicos. Cuando se supone que un trastorno mental es consecuencia fisiológica directa de la enfermedad médica, en el Eje I debe diagnosticarse un trastorno mental debido a enfermedad médica, y esa enfermedad debe registrarse tanto en el Eje I como en el Eje III. Por ejemplo, cuando un hipotiroidismo es causa directa de síntomas depresivos, su designación en el Eje I es F06.32 Trastorno del estado de ánimo debido a hipotiroidismo, con síntomas depresivos [293.83], y se hace constar de nuevo el hipotiroidismo en el Eje III como E03.9 [244.9].

Cuando la relación etiológica entre la enfermedad médica y los síntomas mentales esté insuficientemente probada para garantizar un diagnóstico en el Eje I de trastorno mental debido a enfermedad médica, debe codificarse en el Eje I el trastorno mental apropiado (p. ej., trastorno depresivo mayor), y la enfermedad médica sólo se codificará en el Eje III.

Hay otros casos en los que deben registrarse las enfermedades médicas en el Eje III a causa de su importancia para la comprensión general o el tratamiento del sujeto afecto del trastorno mental. Un trastorno del Eje I puede ser una reacción psicológica a una enfermedad médica del Eje III (p. ej., la presencia de un F43.20 Trastorno adaptativo con estado de ánimo depresivo [309.0] como reacción al diagnóstico de carcinoma de mama). Algunas enfermedades médicas pueden no estar relacionadas directamente con el trastorno mental, pero pueden tener implicaciones importantes para su pronóstico o tratamiento (p. ej., cuando el diagnóstico en el Eje I es F32.9 Trastorno depresivo recidivante [296.30] y en el Eje III es I49.9 Arritmia [427.9], la elección de farmacoterapia está influida por la enfermedad médica; o cuando una persona con diabetes mellitus ingresa en un hospital por una exacerbación de una esquizofrenia y debe ser controlada la administración de insulina).

Cuando una persona tiene más de un diagnóstico clínicamente relevante en el Eje III, deben hacerse constar todos ellos. Si no hay ningún trastorno del Eje III, este hecho debe indicarse anotando «Eje III: ninguno». Si hay que aplazar un diagnóstico del Eje III, a la espera de recoger alguna información adicional, este hecho se indicará anotando «Eje III: aplazado».

EJE IV: PROBLEMAS PSICOSOCIALES Y AMBIENTALES

En el Eje IV se registran los problemas psicosociales y ambientales que pueden afectar el diagnóstico, el tratamiento y el pronóstico de los trastornos mentales (Ejes I y II). Un problema psicosocial o ambiental puede ser un acontecimiento vital negativo, una dificultad o deficiencia ambiental, un estrés familiar o interpersonal, una insuficiencia en el apoyo social o los recursos personales, u otro problema relacionado con el contexto en que se han desarrollado alteraciones experimentadas por una persona. Los denominados estresantes positivos, como una promoción laboral, sólo deben hacerse constar si constituyen un problema o conducen a él, como cuando una persona tiene dificultades para adaptarse a una situación nueva. Además de desempeñar un papel en el inicio o exacerbación de un trastorno mental, los problemas psicosociales también pueden aparecer como consecuencia de la psicopatología, o pueden constituir problemas que deben tomarse en consideración en el planeamiento de la intervención terapéutica general.

Cuando una persona tiene problemas psicosociales o ambientales múltiples, el clínico debe tomar nota de todos aquellos que juzgue relevantes. En general, el clínico sólo debe hacer constar aquellos problemas psicosociales y ambientales que hayan estado presentes durante el año anterior a la evaluación actual. Sin embargo, el clínico puede decidir el registro de problemas psicosociales y ambientales acaecidos antes del año anterior si han contribuido claramente al trastorno mental o se han constituido en un objetivo terapéutico (p. ej., experiencias previas de combate conducentes a un trastorno por estrés postraumático).

En la práctica, la mayor parte de los problemas psicosociales y ambientales se indicarán en el Eje IV. No obstante, cuando un problema psicosocial o ambiental constituya el centro de la atención clínica, se hará constar también en el Eje I, con un código derivado del apartado «Otros problemas que pueden ser objeto de atención clínica» (v. pág. 287).

Por razones de conveniencia los problemas se han agrupado en las siguientes categorías:

- **Problemas relativos al grupo primario de apoyo:** por ejemplo, fallecimiento de un miembro de la familia, problemas de salud en la familia, perturbación familiar por separación, divorcio o abandono, cambio de hogar, nuevo matrimonio de uno de los padres, abuso sexual o físico, sobreprotección de los padres, abandono del niño, disciplina inadecuada, conflictos con los hermanos; nacimiento de un hermano.
- **Problemas relativos al ambiente social:** por ejemplo, fallecimiento o pérdida de un amigo, apoyo social inadecuado, vivir solo, dificultades para adaptarse a otra cultura, discriminación, adaptación a las transiciones propias de los ciclos vitales (tal como la jubilación).
- **Problemas relativos a la enseñanza:** por ejemplo, analfabetismo, problemas académicos, conflictos con el profesor o los compañeros de clase, ambiente escolar inadecuado.
- **Problemas laborales:** por ejemplo, desempleo, amenaza de pérdida de empleo, trabajo estresante, condiciones laborales difíciles, insatisfacción laboral, cambio de trabajo, conflictos con el jefe o los compañeros de trabajo.
- **Problemas de vivienda:** por ejemplo, falta de hogar, vivienda inadecuada, vecindad insalubre, conflictos con vecinos o propietarios.
- **Problemas económicos:** por ejemplo, pobreza extrema, economía insuficiente, ayudas socieconómicas insuficientes.
- **Problemas de acceso a los servicios de asistencia sanitaria:** por ejemplo, servicios médicos inadecuados, falta de transportes hasta los servicios asistenciales, seguro médico inadecuado.
- **Problemas relativos a la interacción con el sistema legal o el crimen:** por ejemplo, arrestos, encarcelamiento, juicios, víctima de acto criminal.

- **Otros problemas psicosociales y ambientales:** por ejemplo, exposición a desastres, guerra u otras hostilidades, conflictos con cuidadores no familiares como consejeros, asistentes sociales, o médicos, ausencia de centros de servicios sociales.

EJE V: EVALUACIÓN DE LA ACTIVIDAD GLOBAL

El Eje V incluye la opinión del clínico acerca del nivel general de actividad del sujeto. Esta información es útil para planear el tratamiento y medir su impacto, así como para predecir la evolución.

El registro de la actividad general en el Eje V puede hacerse utilizando la escala de evaluación de la actividad global (EEAG)[1]. La EEAG puede ser particularmente útil al seguir la evolución del progreso clínico de los sujetos en términos globales, utilizando una medida simple. La EEAG sólo debe ser cumplimentada en relación a la actividad psicosocial, social y laboral. Las instrucciones especifican: «no incluir alteraciones de la actividad debidas a limitaciones físicas (o ambientales)».

La escala EEAG está dividida en 10 niveles de actividad. La valoración mediante la escala EEAG implica la selección de un único valor que refleje del mejor modo posible el nivel global de actividad del individuo. Cada nivel (de 10 puntos cada uno) presenta dos componentes: el primero se refiere a la gravedad de los síntomas y el segundo a la actividad. La puntuación en esta escala ocupa un determinado decil en función de si la gravedad de los síntomas o el nivel de actividad se hallan dentro del rango. Por ejemplo, la primera parte del nivel 41-50 describe «síntomas graves (p. ej., ideas suicidas, rituales obsesivos graves, hurtos frecuentes)» y la segunda «cualquier deterioro grave de la actividad

[1] La evaluación de la actividad psicosocial general en una escala de 0-100 fue operativizada por Luborsky en la Health-Sickness Rating Scale (Luborsky L.: «Clinicians' Judgments of Mental Health». *Archives of General Psychiatry* 7:407-417, 1962). Spitzer y cols. desarrollaron una revisión de la Health-Sickness Rating Scale denominada Global Assessment Scale (GAS) (Endicott J, Spitzer RL, Fleiss JL, Cohen J: «The Global Assessment Scale: A procedure for Measuring Overall Severity of Psychiatric Disturbance». *Archives of General Psychiatry* 33:766-771, 1976). Una versión modificada del GAS fue incluida en el DSM-III-R con el nombre de Global Assessment of Functioning (GAF) Scale.

social, laboral o escolar (p. ej., carencia de amigos, incapacidad para mantener un trabajo)». Debe señalarse que en situaciones en las que la gravedad de los síntomas y el nivel de actividad son discordantes, la puntuación final en la escala EEAG siempre debe reflejar la peor puntuación de las dos. Por ejemplo, la puntuación para un individuo que es un peligro significativo para sí mismo pero que presenta un buen nivel de actividad sería inferior a 20. De modo similar, la puntuación para un individuo que presenta mínima sintomatología de tipo psicológico (p. ej., excesiva preocupación por el consumo de sustancias que ha comportado la pérdida del trabajo y los amigos, sin haber presentado ningún otro trastorno psicopatológico) sería igual o inferior a 40.

En la mayoría de los casos las evaluaciones de la EEAG deben referirse al período actual (es decir, el nivel de actividad en el momento de la evaluación), puesto que las evaluaciones de la actividad actual reflejarán generalmente la necesidad de tratamiento o intervención. Con el fin de explicar la variabilidad diaria de la actividad, la puntuación del «período actual» se establece en ocasiones como el nivel más bajo de actividad durante la semana anterior. En algunos centros clínicos puede ser útil cumplimentar la EEAG tanto en el momento de la admisión como en el del alta. La EEAG también puede cumplimentarse en otros períodos de tiempo (p. ej., mejor nivel de actividad alcanzado por lo menos en algunos meses durante el último año). La EEAG se hace constar en el Eje V del modo siguiente: «EEAG =», seguido por la puntuación de la EEAG de 1 a 100, anotando a continuación entre paréntesis el período de tiempo reflejado en la evaluación, por ejemplo, «(actual)», «(mayor nivel en el último año)», «(en el alta)».

Con el objetivo de asegurar que no se pasan por alto elementos de la escala EEAG cuando se lleva a cabo una evaluación, puede aplicarse el siguiente método:

PASO 1.   Empezando por el nivel más alto, evaluar cada rango preguntándose: «¿son la gravedad de los síntomas del individuo O su nivel de actividad peores de lo que se indica en la descripción del rango?».

PASO 2.   Descender en la escala hasta alcanzar el rango que mejor encaja con la gravedad de los síntomas O con el nivel de actividad del individuo, teniendo en cuenta siempre **el peor de los dos**.

PASO 3.   Examinar el siguiente rango inferior como una doble comprobación, a fin de asegurarse de no haberse detenido prematuramente. Este rango debería ser demasiado grave **tanto** para la gravedad de los síntomas **como** para el nivel de actividad. De ser así, se habrá alcanzado el rango adecuado (continuar con el paso 4); en caso contrario, volver al paso 2 y continuar descendiendo en la escala.

PASO 4.   Para determinar la puntuación dentro del rango seleccionado, es necesario saber si el nivel de actividad del individuo se encuentra en el extremo superior o inferior de este rango. Por ejemplo, considérese el caso de un individuo que oye voces, pero que éstas no influyen en su conducta (un enfermo con esquizofrenia desde hace tiempo que acepta las alucinaciones como parte de su enfermedad): si las voces aparecen de modo relativamente infrecuente (máximo una vez por semana), lo más adecuado sería una puntuación de 39 o 40; si, en cambio, el individuo oye voces de modo casi constante, lo más apropiado sería una puntuación de 31 o 32.

Escala de evaluación de la actividad global (EEAG)

Hay que considerar la actividad psicológica, social y laboral a lo largo de un hipotético *continuum* de salud-enfermedad. No hay que incluir alteraciones de la actividad debidas a limitaciones físicas (o ambientales).

Código (**Nota:** Utilizar los códigos intermedios cuando resulte apropiado, p. ej., 45, 68, 72).

100	**Actividad satisfactoria en una amplia gama de actividades, nunca parece superado por los problemas de su vida, es valorado por los demás a cau-**
91	**sa de sus abundantes cualidades positivas. Sin síntomas.**
90	**Síntomas ausentes o mínimos** (p. ej., ligera ansiedad antes de un examen), **buena actividad en todas las áreas, interesado e implicado en una amplia gama de actividades, socialmente eficaz, generalmente satisfecho de su vida, sin más preocupaciones o problemas que los cotidianos**
81	(p. ej., una discusión ocasional con miembros de la familia).
80	**Si existen síntomas, son transitorios y constituyen reacciones esperables ante agentes estresantes psicosociales** (p. ej., dificultades para concentrarse tras una discusión familiar); **sólo existe una ligera alteración de la actividad social, laboral o escolar** (p. ej., descenso temporal del rendi-
71	miento escolar).
70	**Algunos síntomas leves** (p. ej., humor depresivo e insomnio ligero) **o alguna dificultad en la actividad social, laboral o escolar** (p. ej., hacer novillos ocasionalmente o robar algo en casa), **pero en general funciona**
61	**bastante bien, tiene algunas relaciones interpersonales significativas.**
60	**Síntomas moderados** (p. ej., afecto aplanado y lenguaje circunstancial, crisis de angustia ocasionales) **o dificultades moderadas en la actividad social, laboral o escolar** (p. ej., pocos amigos, conflictos con compañeros
51	de trabajo o de escuela).
50	**Síntomas graves** (p. ej., ideación suicida, rituales obsesivos graves, robos en tiendas) **o cualquier alteración grave de la actividad social, laboral o**
41	**escolar** (p. ej., sin amigos, incapaz de mantenerse en un empleo).

40 | Una alteración de la verificación de la realidad o de la comunicación (p. ej., el lenguaje es a veces ilógico, oscuro o irrelevante) o alteración importante en varias áreas como el trabajo escolar, las relaciones familiares, el juicio, el pensamiento o el estado de ánimo (p. ej., un hombre depresivo evita a sus amigos, abandona la familia y es incapaz de trabajar; un niño golpea frecuentemente a niños más pequeños, es desafiante en casa y deja
31 | de acudir a la escuela).

30 | La conducta está considerablemente influida por ideas delirantes o alucinaciones o existe una alteración grave de la comunicación o el juicio (p. ej., a veces es incoherente, actúa de manera claramente inapropiada, preocupación suicida) o incapacidad para funcionar en casi todas las áreas (p. ej., permanece en la cama todo el día; sin trabajo, vivienda o
21 | amigos).

20 | Algún peligro de causar lesiones a otros o a sí mismo (p. ej., intentos de suicidio sin una expectativa manifiesta de muerte; frecuentemente violento; excitación maníaca) u ocasionalmente deja de mantener la higiene personal mínima (p. ej., con manchas de excrementos) o alteración
11 | importante de la comunicación (p. ej., muy incoherente o mudo).

10 | Peligro persistente de lesionar gravemente a otros o a sí mismo (p. ej., violencia recurrente) o incapacidad persistente para mantener la higiene personal mínima o acto suicida grave con expectativa manifiesta de
1 | muerte.

0 | Información inadecuada.

Formato no axial

Los clínicos que no deseen utilizar el formato multiaxial pueden simplemente enumerar los diagnósticos apropiados. Quienes elijan esta opción deben seguir la norma general de registrar todos los trastornos mentales coexistentes, las enfermedades médicas y otros factores en la medida en que sean relevantes para la asistencia y el tratamiento del sujeto. El diagnóstico principal o el motivo de consulta deben citarse en primer lugar.

TRASTORNOS DE INICIO EN LA INFANCIA, LA NIÑEZ O LA ADOLESCENCIA

Esta sección está destinada a trastornos que suelen diagnosticarse por primera vez durante la infancia, la niñez o la adolescencia. Esta división de la Clasificación es sólo una cuestión de conveniencia, y no se pretende sugerir que sea absoluta. Aunque la mayor parte de los sujetos con estos trastornos se presentan en la asistencia clínica durante la infancia o la adolescencia, a veces los trastornos en cuestión (p. ej., trastorno por déficit de atención con hiperactividad) no se diagnostican hasta la etapa adulta. Además, varios trastornos incluidos en otros apartados de este manual suelen tener su inicio durante la infancia o la adolescencia. Al evaluar a un niño o a un adolescente, el clínico debe tener en cuenta los diagnósticos incluidos en este apartado, pero también los que se describen en otras secciones de este manual. (p. ej., trastorno depresivo mayor, esquizofrenia, trastorno de ansiedad generalizado). Por ello, los clínicos que trabajan especialmente con niños o adolescentes deberían estar familiarizados con la totalidad del Manual, y aquellos que trabajan básicamente con adultos también deberían estarlo con esta sección.

Retraso mental

▉ Retraso mental

A. Capacidad intelectual significativamente inferior al promedio: un CI aproximadamente de 70 o inferior en un test de CI administrado individualmente (en el caso de niños pequeños, un juicio clínico de capacidad intelectual significativamente inferior al promedio).

B. Déficit o alteraciones concurrentes de la actividad adaptativa actual (esto es, la eficacia de la persona para satisfacer las exigencias planteadas para su edad y por su grupo cultural), en por lo menos dos de las áreas siguientes: comunicación, cuidado personal, vida doméstica, habilidades sociales/interpersonales, utilización de recursos comunitarios, autocontrol, habilidades académicas funcionales, trabajo, ocio, salud y seguridad.

C. El inicio es anterior a los 18 años.

Código basado en la gravedad correspondiente al nivel de afectación intelectual:

F70.9   **Retraso mental leve [317]:** CI entre 50-55 y aproximadamente 70

F71.9   **Retraso mental moderado [318.0]:** CI entre 35-40 y 50-55

F72.9   **Retraso mental grave [318.1]:** CI entre 20-25 y 35-40

F73.9   **Retraso mental profundo [318.2]:** CI inferior a 20 o 25

F79.9   **Retraso mental de gravedad no especificada [319]:** cuando existe clara presunción de retraso mental, pero la inteligencia del sujeto no puede ser evaluada mediante los test usuales (p. ej., en personas deterioradas o no colaboradoras, o en niños)

Trastornos del aprendizaje (antes trastornos de las habilidades académicas)

◼ F81.0 Trastorno de la lectura [315.00]

A. El rendimiento en lectura, medido mediante pruebas de precisión o comprensión normalizadas y administradas individualmente, se sitúa sustancialmente por debajo de lo esperado dados la edad cronológica del sujeto, su coeficiente de inteligencia y la escolaridad propia de su edad.

B. La alteración del Criterio A interfiere significativamente el rendimiento académico o las actividades de la vida cotidiana que exigen habilidades para la lectura.

C. Si hay un déficit sensorial, las dificultades para la lectura exceden de las habitualmente asociadas a él.

Nota de codificación.   Si hay una enfermedad médica (p. ej., neurológica) o un déficit sensorial, se codificarán en el Eje III.

■ F81.2 Trastorno del cálculo [315.1]

A. La capacidad para el cálculo, evaluada mediante pruebas normalizadas administradas individualmente, se sitúa sustancialmente por debajo de la esperada dados la edad cronológica del sujeto, su coeficiente de inteligencia y la escolaridad propia de su edad.

B. El trastorno del Criterio A interfiere significativamente el rendimiento académico o las actividades de la vida cotidiana que requieren capacidad para el cálculo.

C. Si hay un déficit sensorial las dificultades para el rendimiento en cálculo exceden de las habitualmente asociadas a él.

Nota de codificación.   Si hay una enfermedad médica (p. ej., neurológica) o un déficit sensorial, se codificarán en el Eje III.

■ F81.8 Trastorno de la expresión escrita [315.2]

A. Las habilidades para escribir, evaluadas mediante pruebas normalizadas administradas individualmente (o evaluaciones funcionales de las habilidades para escribir), se sitúan sustancialmente por debajo de las esperadas dados la edad cronológica del sujeto, su coeficiente de inteligencia evaluada y la escolaridad propia de su edad.

B. El trastorno del Criterio A interfiere significativamente el rendimiento académico o las actividades de la vida cotidiana que requieren la realización de textos escritos (p. ej., escribir frases gramaticalmente correctas y párrafos organizados).

C. Si hay un déficit sensorial, las dificultades en la capacidad para escribir exceden de las asociadas habitualmente a él.

Nota de codificación. Si hay una enfermedad médica (p. ej., neurológica) o un déficit sensorial, se codificarán en el Eje III.

■ F81.9 Trastorno del aprendizaje no especificado [315.9]

Esta categoría incluye trastornos del aprendizaje que no cumplen los criterios de cualquier trastorno del aprendizaje específico. Esta categoría puede referirse a deficiencias observadas en las tres áreas (lectura, cálculo, expresión escrita) que interfieran significativamente el rendimiento académico aunque el rendimiento en las pruebas que evalúan cada una de estas habilidades individuales no se sitúe sustancialmente por debajo del esperado dado la edad cronológica de la persona, su coeficiente de inteligencia evaluada y la enseñanza propia de su edad.

Trastorno de las habilidades motoras

■ F82 Trastorno del desarrollo de la coordinación [315.4]

A. El rendimiento en las actividades cotidianas que requieren coordinación motora es sustancialmente inferior al esperado dada la edad cronológica del sujeto y su coeficiente de inteligencia. Puede manifestarse por retrasos significativos en la adquisición de los hitos motores (p. ej., caminar, gatear, sentarse), caérsele los objetos de la mano, «torpeza», mal rendimiento en deportes o caligrafía deficiente.

B. El trastorno del Criterio A interfiere significativamente el rendimiento académico o las actividades de la vida cotidiana.

C. El trastorno no se debe a una enfermedad médica (p. ej., parálisis cerebral, hemiplejía o distrofia muscular) y no cumple los criterios de trastorno generalizado del desarrollo.

D. Si hay retraso mental, las deficiencias motoras exceden de las asociadas habitualmente a él.

Nota de codificación. Si hay una enfermedad médica (p. ej., neurológica) o un déficit sensorial, se codificará en el Eje III.

Trastornos de la comunicación

■ F80.1 Trastorno del lenguaje expresivo [315.31]

A. Las puntuaciones obtenidas mediante evaluaciones del desarrollo del lenguaje expresivo, normalizadas y administradas individualmente, quedan sustancialmente por debajo de las obtenidas mediante evaluaciones normalizadas tanto de la capacidad intelec-

tual no verbal como del desarrollo del lenguaje receptivo. El trastorno puede manifestarse clínicamente a través de unos síntomas
que incluyen un vocabulario sumamente limitado, cometer errores
en los tiempos verbales o experimentar dificultades en la memori-
zación de palabras o en la producción de frases de longitud o complejidad propias del nivel evolutivo del sujeto.

B. Las dificultades del lenguaje expresivo interfieren el rendimiento
académico o laboral o la comunicación social.

C. No se cumplen criterios de trastorno mixto del lenguaje receptivo-
expresivo ni de trastorno generalizado del desarrollo.

D. Si hay retraso mental, déficit sensorial o motor del habla, o privación ambiental, las deficiencias del lenguaje deben exceder de las
habitualmente asociadas a tales problemas.

Nota de codificación.   Si está presente un déficit sensorial o motor del habla o una
enfermedad neurológica, se codificará en el Eje III.

■ F80.2 Trastorno mixto del lenguaje receptivo-expresivo [315.32]

A. Las puntuaciones obtenidas mediante una batería de evaluaciones
del desarrollo del lenguaje receptivo y expresivo, normalizadas y
administradas individualmente, quedan sustancialmente por debajo de las obtenidas mediante evaluaciones normalizadas de la capacidad intelectual no verbal. Los síntomas incluyen los propios del
trastorno del lenguaje expresivo, así como dificultades para comprender palabras, frases o tipos específicos de palabras, tales como
términos espaciales.

B. Las deficiencias del lenguaje receptivo y expresivo interfieren significativamente el rendimiento académico o laboral, o la comunicación social.

C. No se cumplen los criterios de trastorno generalizado del desarrollo.

D. Si hay retraso mental, déficit sensorial o motor del habla o privación ambiental, las deficiencias del lenguaje exceden de las habitualmente asociadas a estos problemas.

Nota de codificación.   Si hay un déficit sensorial o motor del habla o una enfermedad neurológica, se codificarán en el Eje III.

■ F80.0 Trastorno fonológico (*antes* trastorno del desarrollo de la articulación) [315.39]

A. Incapacidad para utilizar los sonidos del habla esperables evolutivamente y propios de la edad e idioma del sujeto (p. ej., errores de la producción, utilización, representación u organización de los sonidos tales como sustituciones de un sonido por otro (utilización del sonido /t/ en lugar de /k/ u omisiones de sonidos tales como consonantes finales).

B. Las deficiencias de la producción de los sonidos del habla interfieren el rendimiento académico o laboral, o la comunicación social.

C. Si hay un retraso mental, un déficit sensorial o motor del habla, o una privación ambiental, las deficiencias del habla exceden de las habitualmente asociadas a estos problemas.

Nota de codificación.   Si hay un déficit sensorial o motor del habla o una enfermedad neurológica, se codificarán en el Eje III.

■ F98.5 Tartamudeo [307.0]

A. Alteración de la fluidez y la organización temporal normales del habla (inadecuadas para la edad del sujeto), caracterizada por ocurrencias frecuentes de uno o más de los siguientes fenómenos:

  (1) repeticiones de sonidos y sílabas
  (2) prolongaciones de sonidos
  (3) interjecciones
  (4) palabras fragmentadas (p. ej., pausas dentro de una palabra)
  (5) bloqueos audibles o silenciosos (pausas en el habla)
  (6) circunloquios (sustituciones de palabras para evitar palabras problemáticas)
  (7) palabras producidas con un exceso de tensión física
  (8) repeticiones de palabras monosilábicas (p. ej., «Yo-yo-yo le veo»)

B. La alteración de la fluidez interfiere el rendimiento académico o laboral, o la comunicación social.

C. Si hay un déficit sensorial o motor del habla, las deficiencias del habla son superiores a las habitualmente asociadas a estos problemas.

Nota de codificación. Si hay un déficit sensorial o motor del habla o una enfermedad neurológica, se codificarán en el Eje III.

■ F80.9 Trastorno de la comunicación no especificado [307.9]

Esta categoría se reserva para trastornos de la comunicación que no cumplen los criterios de ningún trastorno de la comunicación específico; por ejemplo, un trastorno de la voz (esto es, una anormalidad del volumen, calidad, tono o resonancia vocales).

Trastornos generalizados del desarrollo

■ F84.0 Trastorno autista [299.00]

A. Un total de 6 (o más) ítems de (1), (2) y (3), con por lo menos dos de (1), y uno de (2) y de (3):

    (1) alteración cualitativa de la interacción social, manifestada al menos por dos de las siguientes características:

        (a) importante alteración del uso de múltiples comportamientos no verbales, como son contacto ocular, expresión facial, posturas corporales y gestos reguladores de la interacción social

        (b) incapacidad para desarrollar relaciones con compañeros adecuadas al nivel de desarrollo

        (c) ausencia de la tendencia espontánea para compartir con otras personas disfrutes, intereses y objetivos (p. ej., no mostrar, traer o señalar objetos de interés)

        (d) falta de reciprocidad social o emocional

    (2) alteración cualitativa de la comunicación manifestada al menos por dos de las siguientes características:

        (a) retraso o ausencia total del desarrollo del lenguaje oral (no acompañado de intentos para compensarlo mediante modos alternativos de comunicación, tales como gestos o mímica)

(b) en sujetos con un habla adecuada, alteración importante de la capacidad para iniciar o mantener una conversación con otros

(c) utilización estereotipada y repetitiva del lenguaje o lenguaje idiosincrásico

(d) ausencia de juego realista espontáneo, variado, o de juego imitativo social propio del nivel de desarrollo

(3) patrones de comportamiento, intereses y actividades restringidos, repetitivos y estereotipados, manifestados por lo menos mediante una de las siguientes características:

(a) preocupación absorbente por uno o más patrones estereotipados y restrictivos de interés que resulta anormal, sea en su intensidad, sea en su objetivo

(b) adhesión aparentemente inflexible a rutinas o rituales específicos, no funcionales

(c) manierismos motores estereotipados y repetitivos (p. ej., sacudir o girar las manos o dedos, o movimientos complejos de todo el cuerpo)

(d) preocupación persistente por partes de objetos

B. Retraso o funcionamiento anormal en por lo menos una de las siguientes áreas, que aparece antes de los 3 años de edad: (1) interacción social, (2) lenguaje utilizado en la comunicación social o (3) juego simbólico o imaginativo.

C. El trastorno no se explica mejor por la presencia de un trastorno de Rett o de un trastorno desintegrativo infantil.

■ F84.2 Trastorno de Rett [299.80]

A. Todas las características siguientes:
    (1) desarrollo prenatal y perinatal aparentemente normal

(2)   desarrollo psicomotor aparentemente normal durante los primeros 5 meses después del nacimiento

(3)   circunferencia craneal normal en el nacimiento

B.   Aparición de todas las características siguientes después del período de desarrollo normal:

(1)   desaceleración del crecimiento craneal entre los 5 y 48 meses de edad

(2)   pérdida de habilidades manuales intencionales previamente adquiridas entre los 5 y 30 meses de edad, con el subsiguiente desarrollo de movimientos manuales estereotipados (p. ej., escribir o lavarse las manos)

(3)   pérdida de implicación social en el inicio del trastorno (aunque con frecuencia la interacción social se desarrolla posteriormente)

(4)   mala coordinación de la marcha o de los movimientos del tronco

(5)   desarrollo del lenguaje expresivo y receptivo gravemente afectado, con retraso psicomotor grave

■ F84.3 Trastorno desintegrativo infantil [299.10]

A.   Desarrollo aparentemente normal durante por lo menos los primeros 2 años posteriores al nacimiento, manifestado por la presencia de comunicación verbal y no verbal, relaciones sociales, juego y comportamiento adaptativo apropiados a la edad del sujeto.

B.   Pérdida clínicamente significativa de habilidades previamente adquiridas (antes de los 10 años de edad) en por lo menos dos de las siguientes áreas:

(1)   lenguaje expresivo o receptivo

(2)   habilidades sociales o comportamiento adaptativo

(3)   control intestinal o vesical
(4)   juego
(5)   habilidades motoras

C.   Anormalida des en por lo menos dos de las siguientes áreas:

(1)   alteración cualitativa de la interacción social (p. ej., alteración
de comportamientos no verbales, incapacidad para desarrollar relaciones con compañeros, ausencia de reciprocidad
social o emocional)
(2)   alteraciones cualitativas de la comunicación (p. ej., retraso o
ausencia de lenguaje hablado, incapacidad para iniciar o sos-
tener una conversación, utilización estereotipada y repetitiva
del lenguaje, ausencia de juego realista variado)
(3)   patrones de comportamiento, intereses y actividades restrictivos, repetitivos y estereotipados, en los que se incluyen estere-
otipias motoras y manierismos

D.   El trastorno no se explica mejor por la presencia de otro trastorno
generalizado del desarrollo o de esquizofrenia.

■ F84.5 Trastorno de Asperger [299.80]

A.   Alteración cualitativa de la interacción social, manifestada al
menos por dos de las siguientes características:

(1)   importante alteración del uso de múltiples comportamientos
no verbales como contacto ocular, expresión facial, posturas
corporales y gestos reguladores de la interacción social
(2)   incapacidad para desarrollar relaciones con compañeros
apropiadas al nivel de desarrollo del sujeto
(3)   ausencia de la tendencia espontánea a compartir disfrutes,
intereses y objetivos con otras personas (p. ej., no mostrar,
traer o enseñar a otras personas objetos de interés)
(4)   ausencia de reciprocidad social o emocional

B. Patrones de comportamiento, intereses y actividades restrictivos, repetitivos y estereotipados, manifestados al menos por una de las siguientes características:

    (1) preocupación absorbente por uno o más patrones de interés estereotipados y restrictivos que son anormales, sea por su intensidad, sea por su objetivo

    (2) adhesión aparentemente inflexible a rutinas o rituales específicos, no funcionales

    (3) manierismos motores estereotipados y repetitivos (p. ej., sacudir o girar manos o dedos, o movimientos complejos de todo el cuerpo)

    (4) preocupación persistente por partes de objetos

C. El trastorno causa un deterioro clínicamente significativo de la actividad social, laboral y otras áreas importantes de la actividad del individuo.

D. No hay retraso general del lenguaje clínicamente significativo (p. ej., a los 2 años de edad utiliza palabras sencillas, a los 3 años de edad utiliza frases comunicativas).

E. No hay retraso clínicamente significativo del desarrollo cognoscitivo ni del desarrollo de habilidades de autoayuda propias de la edad, comportamiento adaptativo (distinto de la interacción social) y curiosidad acerca del ambiente durante la infancia.

F. No cumple los criterios de otro trastorno generalizado del desarrollo ni de esquizofrenia.

■ F84.9 Trastorno generalizado del desarrollo no especificado (incluyendo autismo atípico) [299.80]

Esta categoría debe utilizarse cuando existe una alteración grave y generalizada del desarrollo de la interacción social recíproca o de las

habilidades de comunicación verbal o no verbal, o cuando hay comportamientos, intereses y actividades estereotipadas, pero no se cumplen
los criterios de un trastorno generalizado del desarrollo específico,
esquizofrenia, trastorno esquizotípico de la personalidad o trastorno de
la personalidad por evitación. Por ejemplo, esta categoría incluye el
«autismo atípico»: casos que no cumplen los criterios de trastorno
autista por una edad de inicio posterior, una sintomatología atípica o
una sintomatología subliminal, o por todos estos hechos a la vez.

Trastornos por déficit de atención y comportamiento perturbador

■ Trastorno por déficit de atención con hiperactividad

A. (1) o (2):

    (1)   seis (o más) de los siguientes síntomas de desatención han persis-
tido por lo menos durante 6 meses con una intensidad que es desadaptativa e incoherente en relación con el nivel de desarrollo:

       Desatención
       (a) a menudo no presta atención suficiente a los detalles o
incurre en errores por descuido en las tareas escolares,
en el trabajo o en otras actividades
       (b) a menudo tiene dificultades para mantener la atención
en tareas o en actividades lúdicas
       (c) a menudo parece no escuchar cuando se le habla directa-
mente
       (d) a menudo no sigue instrucciones y no finaliza tareas
escolares, encargos, u obligaciones en el centro de trabajo (no se debe a comportamiento negativista o a incapacidad para comprender instrucciones)

    (e) a menudo tiene dificultades para organizar tareas y actividades

    (f) a menudo evita, le disgusta o es renuente en cuanto a dedicarse a tareas que requieren un esfuerzo mental sostenido (como trabajos escolares o domésticos)

    (g) a menudo extravía objetos necesarios para tareas o actividades (p. ej., juguetes, ejercicios escolares, lápices, libros o herramientas)

    (h) a menudo se distrae fácilmente por estímulos irrelevantes

    (i) a menudo es descuidado en las actividades diarias

(2) seis (o más) de los siguientes síntomas de **hiperactividad-impulsividad** han persistido por lo menos durante 6 meses con una intensidad que es desadaptativa e incoherente en relación con el nivel de desarrollo:

Hiperactividad

    (a) a menudo mueve en exceso manos o pies, o se remueve en su asiento

    (b) a menudo abandona su asiento en la clase o en otras situaciones en que se espera que permanezca sentado

    (c) a menudo corre o salta excesivamente en situaciones en que es inapropiado hacerlo (en adolescentes o adultos puede limitarse a sentimientos subjetivos de inquietud)

    (d) a menudo tiene dificultades para jugar o dedicarse tranquilamente a actividades de ocio

    (e) a menudo «está en marcha» o suele actuar como si tuviera un motor

    (f) a menudo habla en exceso

Impulsividad

    (g) a menudo precipita respuestas antes de haber sido completadas las preguntas

    (h) a menudo tiene dificultades para guardar turno

    (i) a menudo interrumpe o se inmiscuye en las actividades de otros (p. ej., se entromete en conversaciones o juegos)

B. Algunos síntomas de hiperactividad-impulsividad o desatención que causaban alteraciones estaban presentes antes de los 7 años de edad.

C. Algunas alteraciones provocadas por los síntomas se presentan en dos o más ambientes (p. ej., en la escuela [o en el trabajo] y en casa).

D. Deben existir pruebas claras de un deterioro clínicamente significativo de la actividad social, académica o laboral.

E. Los síntomas no aparecen exclusivamente en el transcurso de un trastorno generalizado del desarrollo, esquizofrenia u otro trastorno psicótico, y no se explican mejor por la presencia de otro trastorno mental (p. ej., trastorno del estado de ánimo, trastorno de ansiedad, trastorno disociativo o un trastorno de la personalidad).

Códigos basados en el tipo:
   F90.0   Trastorno por déficit de atención con hiperactividad, tipo combinado [314.01]: si se satisfacen los Criterios A1 y A2 durante los últimos 6 meses
   F90.8   Trastorno por déficit de atención con hiperactividad, tipo con predominio del déficit de atención [314.00]: si se satisface el Criterio A1, pero no el Criterio A2 durante los últimos 6 meses
   F90.0   Trastorno por déficit de atención con hiperactividad, tipo con predominio hiperactivo-impulsivo [314.01]: si se satisface el Criterio A2, pero no el Criterio A1 durante los últimos 6 meses

Nota de codificación.   En el caso de sujetos (en especial adolescentes y adultos) que actualmente tengan síntomas que ya no cumplen todos los criterios, debe especificarse en «remisión parcial».

■ F90.9 Trastorno por déficit de atención con hiperactividad no especificado [314.9]

Esta categoría incluye trastornos con síntomas prominentes de desatención o hiperactividad-impulsividad que no satisfacen los criterios del trastorno por déficit de atención con hiperactividad.

Los ejemplos incluyen:

1. Individuos cuyos síntomas y alteraciones satisfacen los criterios de trastorno por déficit de atención con hiperactividad, del tipo con predominio del déficit de atención, pero en los que la edad de inicio del trastorno es de 7 años o más.

2. Individuos con alteraciones clínicamente significativas que presentan inatención y cuyo patrón de síntomas no cumple todos los criterios del trastorno, sino que presentan un patrón de comportamiento caracterizado por lentitud, ensoñación e hipoactividad.

■ F91.8 Trastorno disocial [312.xx]

A. Un patrón repetitivo y persistente de comportamiento en el que se violan los derechos básicos de otras personas o normas sociales importantes propias de la edad, manifestándose por la presencia de tres (o más) de los siguientes criterios durante los últimos 12 meses y por lo menos de un criterio durante los últimos 6 meses:

Agresión a personas y animales
(1) a menudo fanfarronea, amenaza o intimida a otros
(2) a menudo inicia peleas físicas
(3) ha utilizado un arma que puede causar daño físico grave a otras personas (p. ej., bate, ladrillo, botella rota, navaja, pistola)
(4) ha manifestado crueldad física con personas
(5) ha manifestado crueldad física con animales
(6) ha robado enfrentándose a la víctima (p. ej., ataque con violencia, arrebatar bolsos, extorsión, robo a mano armada)
(7) ha forzado a alguien a una actividad sexual

Destrucción de la propiedad
(8) ha provocado deliberadamente incendios con la intención de causar daños graves
(9) ha destruido deliberadamente propiedades de otras personas (distinto de provocar incendios)

Fraudulencia o robo
(10) ha violentado el hogar, la casa o el automóvil de otra persona
(11) a menudo miente para obtener bienes o favores o para evitar obligaciones (esto es, «tima» a otros)
(12) ha robado objetos de cierto valor sin enfrentamiento con la víctima (p. ej., robos en tiendas, pero sin allanamientos o destrozos; falsificaciones)

Violaciones graves de normas
(13) a menudo permanece fuera de casa de noche a pesar de las prohibiciones paternas, iniciando este comportamiento antes de los 13 años de edad
(14) se ha escapado de casa durante la noche por lo menos dos veces, viviendo en la casa de sus padres o en un hogar sustitutivo (o sólo una vez sin regresar durante un largo período de tiempo)
(15) suele hacer novillos en la escuela, iniciando esta práctica antes de los 13 años de edad

B. El trastorno disocial provoca deterioro clínicamente significativo de la actividad social, académica o laboral.

C. Si el individuo tiene 18 años o más, no cumple criterios de trastorno antisocial de la personalidad.

Codificar en función de la edad de inicio:
   Trastorno disocial, tipo de inicio infantil [312.81]: se inicia por lo menos una de las características criterio de trastorno disocial antes de los 10 años de edad
   Trastorno disocial, tipo de inicio adolescente [312.82]: ausencia de cualquier característica criterio de trastorno disocial antes de los 10 años de edad
   Trastorno disocial, de inicio no especificado [312.89]: no se sabe la edad de inicio

Especificar la gravedad:

Leve: pocos o ningún problema de comportamiento exceden de los requeridos para establecer el diagnóstico y los problemas de comportamiento sólo causan daños mínimos a otros (p. ej., mentir, hacer novillos, salir fuera de noche sin permiso)

Moderado: el número de problemas de comportamiento y su efecto sobre otras personas son intermedios entre «leves» y «graves» (p. ej., robos sin enfrentamiento con la víctima, vandalismo)

Grave: varios problemas de comportamiento exceden de los requeridos para establecer el diagnóstico **o** los problemas de comportamiento causan daños considerables a otros (p. ej., violación, crueldad física, uso de armas, robos con enfrentamiento con la víctima, destrozos y allanamientos)

■ F91.3 Trastorno negativista desafiante [313.81]

A. Un patrón de comportamiento negativista, hostil y desafiante que dura por lo menos 6 meses, estando presentes cuatro (o más) de los siguientes comportamientos:

(1) a menudo se encoleriza e incurre en pataletas

(2) a menudo discute con adultos

(3) a menudo desafía activamente a los adultos o rehúsa cumplir sus demandas

(4) a menudo molesta deliberadamente a otras personas

(5) a menudo acusa a otros de sus errores o mal comportamiento

(6) a menudo es susceptible o fácilmente molestado por otros

(7) a menudo es colérico y resentido

(8) a menudo es rencoroso o vengativo

Nota. Considerar que se cumple un criterio sólo si el comportamiento se presenta con más frecuencia de la observada típicamente en sujetos de edad y nivel de desarrollo comparables.

B.   El trastorno de conducta provoca deterioro clínicamente significativo en la actividad social, académica o laboral.

C.   Los comportamientos en cuestión no aparecen exclusivamente en
el transcurso de un trastorno psicótico o de un trastorno del estado
de ánimo.

D.   No se cumplen los criterios de trastorno disocial, y, si el sujeto tiene 18 años o más, tampoco los de trastorno antisocial de la personalidad.

■ F91.9 Trastorno de comportamiento perturbador no especificado [312.9]

Esta categoría incluye trastornos caracterizados por un comportamiento negativista desafiante que no cumple los criterios de trastorno
disocial ni de trastorno negativista desafiante. Por ejemplo, incluye cuadros clínicos que no cumplen todos los criterios ni de trastorno negativista desafiante ni de trastorno disocial, pero en los que se observa deterioro clínicamente significativo.

Trastornos de la ingestión y de la conducta alimentaria de la infancia o la niñez

■ F98.3 Pica [307.52]

A.   Ingestión persistente de sustancias no nutritivas durante un período de por lo menos 1 mes.

B.   La ingestión de sustancias no nutritivas es inapropiada para el nivel
de desarrollo.

C. La conducta ingestiva no forma parte de prácticas sancionadas culturalmente.

D. Si la conducta ingestiva aparece exclusivamente en el transcurso de otro trastorno mental (p. ej., retraso mental, trastorno generalizado del desarrollo, esquizofrenia) es de suficiente gravedad como para merecer atención clínica independiente.

◼ F98.2 Trastorno de rumiación [307.53]

A. Regurgitaciones y nuevas masticaciones repetidas de alimento durante un período de por lo menos 1 mes después de un período de funcionamiento normal.

B. La conducta en cuestión no se debe a una enfermedad gastrointestinal ni a otra enfermedad médica asociada (p. ej., reflujo esofágico).

C. La conducta no aparece exclusivamente en el transcurso de una anorexia nerviosa o de una bulimia nerviosa. Si los síntomas aparecen exclusivamente en el transcurso de un retraso mental o de un trastorno generalizado del desarrollo, son de suficiente gravedad como para merecer atención clínica independiente.

◼ F98.2 Trastorno de la ingestión alimentaria de la infancia o la niñez [307.59]

A. Alteración de la alimentación manifestada por una dificultad persistente para comer adecuadamente, con incapacidad significativa para aumentar de peso o con pérdidas significativas de peso durante por lo menos 1 mes.

B. La alteración no se debe a una enfermedad gastrointestinal ni a otra enfermedad médica asociada (p. ej., reflujo esofágico).

C. El trastorno no se explica mejor por la presencia de otro trastorno mental (p. ej., trastorno de rumiación) o por la no disponibilidad de alimentos.

D. El inicio es anterior a los 6 años de edad.

Trastornos de tics

■ F95.2 Trastorno de la Tourette [307.23]

A. En algún momento a lo largo de la enfermedad ha habido tics motores múltiples y uno o más tics vocales, aunque no necesariamente de modo simultáneo. (Tic es una vocalización o movimiento súbito, rápido, recurrente, no rítmico y estereotipado.)

B. Los tics aparecen varias veces al día (habitualmente en oleadas) casi cada día o intermitentemente a lo largo de un período de más de 1 año, y durante este tiempo nunca hay un período libre de tics superior a más de 3 meses consecutivos.

C. El inicio es anterior a los 18 años de edad.

D. La alteración no se debe a los efectos fisiológicos directos de un fármaco (p. ej., estimulante) o de una enfermedad médica (p. ej., enfermedad de Huntington o encefalitis posvírica).

▪ F95.1 Trastorno de tics motores o vocales crónicos [307.22]

A. En algún momento a lo largo de la enfermedad ha habido tics vocales o motores simples o múltiples (esto es, vocalizaciones o movimientos súbitos, rápidos, recurrentes, no rítmicos ni estereotipados), pero no ambos.

B. Los tics aparecen varias veces al día casi cada día o intermitentemente a lo largo de un período de más de 1 año, y durante este tiempo nunca hay un período libre de tics superior a 3 meses consecutivos.

C. El inicio es anterior a los 18 años de edad.

D. El trastorno no se debe a los efectos fisiológicos directos de una sustancia (p. ej., estimulantes) ni a una enfermedad médica (p. ej., enfermedad de Huntington o encefalitis posvírica).

E. Nunca se han satisfecho criterios del trastorno de la Tourette.

▪ F95.0 Trastorno de tics transitorios [307.21]

A. Tics motores y/o vocales simples o múltiples (esto es, vocalizaciones o movimientos súbitos, rápidos, recurrentes, no rítmicos y estereotipados).

B.   Los tics aparecen varias veces al día, casi cada día durante por lo
     menos 4 semanas, pero no más de 12 meses consecutivos.

C.   El inicio es anterior a los 18 años de edad.

D.   La alteración no se debe a los efectos fisiológicos directos de una
     sustancia (p. ej., estimulantes) ni a una enfermedad médica (p. ej.,
     enfermedad de Huntington o encefalitis posvírica).

E.   Nunca se han cumplido criterios de trastorno de la Tourette ni de
     trastorno de tics crónicos motores o vocales.

Especificar si:
    Episodio único o recidivante

■ F95.9 Trastorno de tics no especificado [307.20]

Esta categoría comprende trastornos caracterizados de tics, pero
que no cumplen los criterios de un trastorno de tics específico. Los
ejemplos incluyen tics que duran menos de 4 semanas o tics que se inician después de los 18 años de edad.

Trastornos de la eliminación

■ Encopresis

A.   Evacuación repetida de heces en lugares inadecuados (p. ej., vestidos
     o suelos), sea involuntaria o intencionada.

B.   Por lo menos un episodio al mes durante un mínimo de 3 meses.

C. La edad cronológica es por lo menos de 4 años (o un nivel de desarrollo equivalente).

D. El comportamiento no se debe exclusivamente a los efectos fisiológicos directos de una sustancia (p. ej., laxantes) ni a una enfermedad médica, excepto a través de un mecanismo que implique estreñimiento.

Codificar del modo siguiente:

   R15   Con estreñimiento e incontinencia por rebosamiento [787.6] *(también código K59.0   Estreñimiento en Eje III).* Existe evidencia de estreñimiento en la exploración física o en la historia clínica

   F98.1   Sin estreñimiento ni incontinencia por rebosamiento [307.7]. No existe evidencia de estreñimiento en la exploración física o en la historia clínica

■ F98.0 Enuresis (no debida a enfermedad médica) [307.6]

A. Emisión repetida de orina en la cama o en los vestidos (sea voluntaria o intencionada).

B. El comportamiento en cuestión es clínicamente significativo, manifestándose por una frecuencia de 2 episodios semanales durante por lo menos 3 meses consecutivos o por la presencia de malestar clínicamente significativo o deterioro social, académico (laboral) o de otras áreas importantes de la actividad del individuo.

C. La edad cronológica es de por lo menos 5 años (o el nivel de desarrollo equivalente).

D. El comportamiento no se debe exclusivamente al efecto fisioló-
    gico directo de una sustancia (p. ej., un diurético) ni a una
    enfermedad médica (p. ej., diabetes, espina bífida, trastorno
    convulsivo).

Especificar tipo:
   Sólo nocturna: emisión de orina sólo durante el sueño nocturno
   Sólo diurna: emisión de orina sólo durante las horas de vigilia
   Nocturna y diurna: combinación de los dos tipos anteriores

Otros trastornos de la infancia, la niñez o la adolescencia

■ F93.0 Trastorno de ansiedad por separación [309.21]

A. Ansiedad excesiva e inapropiada para el nivel de desarrollo del sujeto,
    concerniente a su separación respecto del hogar o de las personas con
    quienes está vinculado, puesta de manifiesto por tres (o más) de las
    siguientes circunstancias:

    (1) malestar excesivo recurrente cuando ocurre o se anticipa una
         separación respecto del hogar o de las principales figuras vin-
         culadas
    (2) preocupación excesiva y persistente por la posible pérdida de
         las principales figuras vinculadas o a que éstas sufran un posi-
         ble daño
    (3) preocupación excesiva y persistente por la posibilidad de que un
         acontecimiento adverso dé lugar a la separación de una figura
         vinculada importante (p. ej., extraviarse o ser secuestrado)

(4)   resistencia o negativa persistente a ir a la escuela o a cualquier otro sitio por miedo a la separación

(5)   resistencia o miedo persistente o excesivo a estar en casa solo o sin las principales figuras vinculadas, o sin adultos significativos en otros lugares

(6)   negativa o resistencia persistente a ir a dormir sin tener cerca una figura vinculada importante o a ir a dormir fuera de casa

(7)   pesadillas repetidas con temática de separación

(8)   quejas repetidas de síntomas físicos (como cefaleas, dolores abdominales, náuseas o vómitos) cuando ocurre o se anticipa la separación respecto de figuras importantes de vinculación

B.   La duración del trastorno es de por lo menos 4 semanas.

C.   El inicio se produce antes de los 18 años de edad.

D.   La alteración provoca malestar clínicamente significativo o deterioro social, académico (laboral) o de otras áreas importantes de la actividad del individuo.

E.   La alteración no ocurre exclusivamente en el transcurso de un trastorno generalizado del desarrollo, esquizofrenia u otro trastorno pospsicótico, y en adolescentes y adultos no se explica mejor por la presencia de un trastorno de angustia con agorafobia.

Especificar si:
   Inicio temprano: si el inicio tiene lugar antes de los 6 años de edad

■ F94.0 Mutismo selectivo (*antes* mutismo electivo) [313.23]

A.   Incapacidad persistente para hablar en situaciones sociales específicas (en las que se espera que hable, p. ej., en la escuela) a pesar de hacerlo en otras situaciones.

B. La alteración interfiere el rendimiento escolar o laboral o la comunicación social.

C. La duración de la alteración es de por lo menos 1 mes (no limitada al primer mes de escuela).

D. La incapacidad para hablar no se debe a una falta de conocimiento o de fluidez del lenguaje hablado requerido en la situación social.

E. El trastorno no se explica mejor por la presencia de un trastorno de la comunicación (p. ej., tartamudeo) y no aparece exclusivamente en el transcurso de un trastorno generalizado del desarrollo, esquizofrenia u otro trastorno psicótico.

◼ F94.x Trastorno reactivo de la vinculación de la infancia o la niñez [313.89]

A. Relaciones sociales en la mayor parte de los contextos sumamente alteradas e inadecuadas para el nivel de desarrollo del sujeto, iniciándose antes de los 5 años de edad, y puestas de manifiesto por (1) o (2):

(1) incapacidad persistente para iniciar la mayor parte de las interacciones sociales o responder a ellas de un modo apropiado al nivel de desarrollo, manifestada por respuestas excesivamente inhibidas, hipervigilantes, o sumamente ambivalentes y contradictorias (p. ej., el niño puede responder a sus cuidadores con una mezcla de acercamiento, evitación y resistencia a ser consolado, o puede manifestar una vigilancia fría)

(2) vínculos difusos manifestados por una sociabilidad indiscriminada con acusada incapacidad para manifestar vínculos selectivos apropiados (p. ej., excesiva familiaridad con extraños o falta de selectividad en la elección de figuras de vinculación)

B. El trastorno del Criterio A no se explica exclusivamente por un retraso del desarrollo (como en el retraso mental) y no cumple criterios de trastorno generalizado del desarrollo.

C. La crianza patogénica se manifiesta al menos por una de las siguientes características:

(1) desestimación permanente de las necesidades emocionales básicas del niño relacionadas con el bienestar, la estimulación y el afecto
(2) desestimación persistente de las necesidades físicas básicas del niño
(3) cambios repetidos de cuidadores primarios, lo que impide la formación de vínculos estables (p. ej., cambios frecuentes en los responsables de la crianza)

D. Se supone que el tipo de crianza descrita en el Criterio C es responsable de comportamiento alterado descrito en el criterio A (p. ej., las alteraciones del criterio A empezaron tras la instauración de los cuidados patogénicos que aparecen en el Criterio C).

Código basado en el tipo:
F94.1   **Tipo inhibido:** si predomina el Criterio A1 en la presentación clínica
F94.2   **Tipo desinhibido:** si predomina el Criterio A2 en la presentación clínica

---

■ F98.4 Trastorno de movimientos estereotipados (*antes* trastorno por estereotipias/hábitos motores) [307.3]

A. Comportamiento motor repetitivo, que parece impulsivo, y no funcional (p. ej., sacudir o agitar las manos, balancear el cuerpo, dar cabezazos, mordisquear objetos, automorderse, pinchar la piel o los orificios corporales, golpear el propio cuerpo).

B.   El comportamiento interfiere las actividades normales o da lugar a lesiones corporales autoinfligidas que requieren tratamiento médico (o que provocarían una lesión si no se tomaran medidas preventivas).

C.   Si hay retraso mental, el comportamiento estereotipado o autolesivo es de gravedad suficiente para constituir un objetivo terapéutico.

D.   El comportamiento no se explica mejor por una compulsión (como en el trastorno obsesivo-compulsivo), un tic (como en el trastorno por tics), una estereotipia que forma parte de un trastorno generalizado del desarrollo o una tracción del cabello (como en la tricotilomanía).

E.   El comportamiento no se debe a los efectos fisiológicos directos de una sustancia ni a una enfermedad médica.

F.   El comportamiento persiste durante 4 semanas o más.

Especificar si:
   Con comportamiento autolesivo: si el comportamiento da lugar a daño corporal que requiera tratamiento específico (o que daría lugar a daño corporal si no se tomaran medidas protectoras)

▓ F98.9 Trastorno de la infancia, la niñez o la adolescencia no especificado [313.9]

Esta categoría es una categoría residual para trastornos que se inician en la infancia, la niñez o la adolescencia y que no cumplen los criterios de ningún trastorno específico de esta clasificación.

DELIRIUM, DEMENCIA, TRASTORNOS AMNÉSICOS Y OTROS TRASTORNOS COGNOSCITIVOS

Delirium

■ F05.0 Delirium debido a... [293.0] *(indicar enfermedad médica)*

A. Alteración de la conciencia (p. ej., disminución de la capacidad de atención al entorno) con disminución de la capacidad para centrar, mantener o dirigir la atención.

B. Cambio en las funciones cognoscitivas (como déficit de memoria, desorientación, alteración del lenguaje) o presencia de una alteración perceptiva que no se explica por la existencia de una demencia previa o en desarrollo.

C. La alteración se presenta en un corto período de tiempo (habitualmente en horas o días) y tiende a fluctuar a lo largo del día.

D. Demostración a través de la historia, de la exploración física y de las pruebas de laboratorio de que la alteración es un efecto fisiológico directo de una enfermedad médica.

Nota de codificación. Si el delirium está superpuesto a una demencia vascular preexistente, indicarlo codificando F01.8 Demencia vascular, con delirium [290.41].

Nota de codificación.   Incluir el nombre de la enfermedad médica en el Eje I, por ejemplo, F05.0 Delirium debido a encefalopatía hepática [293.0]; codificar también la enfermedad médica en el Eje III.

DELIRIUM INDUCIDO POR SUSTANCIAS

■ Delirium por intoxicación por sustancias

A. Alteración de la conciencia (p. ej., disminución de la capacidad de prestar atención al entorno) con reducción de la capacidad para centrar, mantener o dirigir la atención.

B. Cambio en las funciones cognoscitivas (como deterioro de la memoria, desorientación, alteración del lenguaje) o presencia de una alteración perceptiva que no se explica por una demencia previa o en desarrollo.

C. La alteración se presenta en un corto período de tiempo (habitualmente en horas o días) y tiende a fluctuar a lo largo del día.

D. Demostración, a través de la historia, de la exploración física y de las pruebas de laboratorio, de (1) o (2).

   (1) los síntomas de los Criterios A y B se presentan durante la intoxicación por la sustancia
   (2) el consumo de medicamentos se estima relacionado etiológicamente con la alteración*

Nota.   Este diagnóstico debe hacerse en lugar del diagnóstico de intoxicación por sustancias sólo cuando los síntomas cognoscitivos excedan de los que son propios del síndrome de intoxicación y cuando los síntomas sean de la suficiente gravedad como para merecer una atención clínica independiente.

***Nota.**   El diagnóstico debe registrarse como delirium inducido por sustancias si está relacionado con el uso de la medicación.

Códigos para el delirium por intoxicación por (sustancia específica):
F10.03 Alcohol [291.0]; F16.03 Alucinógenos [292.81]; F15.03
Anfetaminas (o sustancias afines) [292.81]; F12.03 *Cannabis*
[292.81]; F14.03 Cocaína [292.81]; F19.03 Fenciclidina (o sustancias de acción similar) [292.81]; F18.03 Inhalantes [292.81];
F11.03 Opiáceos [292.81]; F13.03 Sedantes, hipnóticos o ansiolíticos [292.81]; F19.03 Otras sustancias (o sustancias desconocidas)
[292.81] (p. ej., cimetidina, digital, benztropina)

Nota de codificación.   Véase página 108 para los procedimientos de tipificación.

■ Delirium por abstinencia de sustancias

A. Alteración de la conciencia (p. ej., disminución de la capacidad de
prestar atención al entorno) con reducción de la capacidad para
centrar, mantener o dirigir la atención.

B. Cambio en las funciones cognoscitivas (como deterioro de la
memoria, desorientación, alteración del lenguaje) o presencia de
una alteración perceptiva que no se explica por una demencia previa o en desarrollo.

C. La alteración se presenta en un corto período de tiempo (habitualmente en horas o días) y tiende a fluctuar a lo largo del día.

D. Demostración, a través de la historia, de la exploración física y de
las pruebas de laboratorio, de que los síntomas de los Criterios A y
B se presentan durante o poco después de un síndrome de abstinencia.

Nota.   Este diagnóstico debe hacerse en lugar del diagnóstico de abstinencia de sustancias sólo cuando los síntomas cognoscitivos excedan de los propios del síndrome de abstinencia y cuando los síntomas sean de la suficiente gravedad como para merecer una atención clínica independiente.

Códigos para el delirium por abstinencia de (sustancia específica):
F10.4 Alcohol [291.0]; F13.4 Sedantes, hipnóticos o ansiolíticos
[292.81]; F19.4 Otras sustancias (o desconocidas) [292.81]

Nota de codificación.   Véase página 108 para los procedimientos de tipificación.

■ Delirium debido a múltiples etiologías

A. Alteración de la conciencia (p. ej., disminución de la capacidad de
    prestar atención al entorno) con reducción de la capacidad para
    centrar, mantener o dirigir la atención.

B. Cambio en las funciones cognoscitivas (como deterioro de la
    memoria, desorientación, alteración del lenguaje) o presencia de
    una alteración perceptiva que no se explica por una demencia pre-
    via o en desarrollo.

C. La alteración se presenta en un corto período de tiempo (habitual-
    mente en horas o días) y tiende a fluctuar a lo largo del día.

D. Demostración, a través de la historia, de la exploración física o de
    las pruebas de laboratorio, de que el delirium tiene más de una
    etiología (p. ej., más de una enfermedad médica, una enfermedad
    médica más una intoxicación por sustancias o por efectos secunda-
    rios de los medicamentos).

Nota de codificación.   El delirium debido a múltiples etiologías no tiene un código
propio y no debe registrarse como un diagnóstico. Por ejemplo, para codificar el delirium debido tanto a una encefalopatía hepática como a la abstinencia de alcohol, se
debe anotar en el Eje I F05.0 Delirium debido a encefalopatía hepática [293.0] y F10.4
Delirium por abstinencia de alcohol [291.0], y en el Eje III K72.9 Encefalopatía hepática [572.2].

■ F05.9   Delirium no especificado [780.09]

Esta categoría debe utilizarse para el diagnóstico del delirium que no cumpla los criterios para ningún tipo específico de delirium descrito en esta sección.

Como ejemplos se citan:

1. Un cuadro clínico de delirium del que se sospecha pueda ser debido a una enfermedad médica o al consumo de una sustancia, pero del que no hay las pruebas suficientes para establecer su etiología específica.
2. Delirium debido a causas no enumeradas en esta sección (p. ej., deprivación sensorial).

Demencia

■ F00.xx Demencia tipo Alzheimer [294.1x]

A. La presencia de los múltiples déficit cognoscitivos se manifiesta por:

(1) deterioro de la memoria (deterioro de la capacidad para aprender nueva información o recordar información aprendida previamente)

(2) una (o más) de las siguientes alteraciones cognoscitivas:

(a) afasia (alteración del lenguaje)

(b) apraxia (deterioro de la capacidad para llevar a cabo actividades motoras, a pesar de que la función motora está intacta)

(c) agnosia (fallo en el reconocimiento o identificación de objetos, a pesar de que la función sensorial está intacta)

(d)   alteración de la ejecución (p. ej., planificación, organización, secuenciación y abstracción)

B.   Los déficit cognoscitivos en cada uno de los criterios A1 y A2
provocan un deterioro significativo de la actividad laboral o
social y representan una merma importante del nivel previo de
actividad.

C.   El curso se caracteriza por un inicio gradual y un deterioro cognoscitivo continuo.

D.   Los déficit cognoscitivos de los Criterios A1 y A2 no se deben a ninguno de los siguientes factores:

(1)   otras enfermedades del sistema nervioso central que provocan déficit de memoria y cognoscitivos (p. ej., enfermedad
cerebrovascular, enfermedad de Parkinson, corea de Huntington, hematoma subdural, hidrocefalia normotensiva, tumor
cerebral)
(2)   enfermedades sistémicas que pueden provocar demencia (p.
ej., hipotiroidismo, deficiencia de ácido fólico, vitamina B_{12} y
niacina, hipercalcemia, neurosífilis, infección por VIH)
(3)   enfermedades inducidas por sustancias

E.   Los déficit no aparecen exclusivamente en el transcurso de un delirium.

F.   La alteración no se explica mejor por la presencia de otro trastorno
del Eje I (p. ej., trastorno depresivo mayor, esquizofrenia).

Codificar basándose en la presencia o ausencia de una alteración de
comportamiento clínicamente significativa:

Sin alteración de comportamiento [294.10]: si la alteración cognoscitiva no se acompaña de una alteración de comportamiento clínicamente significativa

Con alteración de comportamiento [294.11]: si la alteración cognoscitiva se acompaña de una alteración de comportamiento clínicamente significativa (p. ej., andar sin rumbo, agitación)

Especificar el subtipo:
De inicio temprano: si el inicio se produce a la edad de 65 años o
antes
De inicio tardío: si el inicio se produce después de los 65 años

Nota de codificación.   Codificar también en Eje III G30.0 Enfermedad de Alzheimer.
Indicar en el Eje I otras características clínicas significativas relacionadas con la enfermedad de Alzheimer (p. ej., Trastorno del estado de ánimo debido a enfermedad de Alzheimer, con síntomas depresivos [293.83] y Cambio de personalidad debido a enfermedad de
Alzheimer [310.1] tipo agresivo).

■ F01.xx Demencia vascular (*antes* denominada demencia multiinfarto) [290.4x]

A. La presencia de los múltiples déficit cognoscitivos se manifiesta
por:

   (1) deterioro de la memoria (deterioro de la capacidad para
aprender nueva información o recordar información aprendida previamente)
   (2) una (o más) de las siguientes alteraciones cognoscitivas:

      (a) afasia (alteración del lenguaje)
      (b) apraxia (deterioro de la capacidad para llevar a cabo
actividades motoras, a pesar de que la función motora
está intacta)
      (c) agnosia (fallo en el reconocimiento o identificación
de objetos a pesar de que la función sensorial está intacta)

(d)   alteración de la actividad constructiva (p. ej., planificación, organización, secuenciación y abstracción)

B. Los déficit cognoscitivos en cada uno de los criterios A1 y A2 provocan un deterioro significativo de la actividad laboral o social y
representan una merma importante del nivel previo de actividad.

C. Los signos y síntomas neurológicos (p. ej., exageración de los reflejos tendinosos profundos, respuesta de extensión plantar, parálisis
seudobulbar, anomalías en la marcha, debilidad de una extremi-
dad) o las pruebas de laboratorio sugerentes de la presencia de una
enfermedad cerebrovascular se estiman etiológicamente relacionadas con la alteración (p. ej., infartos múltiples que implican al cór-
tex y a la sustancia blanca acompañante).

D. Los déficit no aparecen exclusivamente en el transcurso de un delirium.

Códigos basados en las características predominantes:
Para CIE-9-MC, **Con delirium [290.41]:** si el delirium se sobreañade
a la demencia
F01.81 Con ideas delirantes [290.42]: si las ideas delirantes son el
síntoma predominante
F01.83 Con estado de ánimo depresivo [290.43]: si el estado de ánimo depresivo es predominante (incluyendo los cuadros clínicos
que cumplen todos los criterios para un episodio depresivo
mayor). No debe realizarse el diagnóstico por separado de trastorno del estado de ánimo debido a enfermedad médica
F01.80 No complicada [290.40]: si ninguno de los síntomas antes
mencionados predomina en el cuadro clínico actual

Especificar si: puede aplicarse a cualquiera de los subtipos mencionados:
Con alteración de comportamiento: si existen alteraciones significativas del comportamiento (p. ej., vagabundeo).

Nota de codificación.   Codificar también en el Eje III de la enfermedad cerebrovascular.

■ Demencia debida a otras enfermedades médicas [294.1x]

A. La presencia de los múltiples déficit cognoscitivos se manifiesta por:

   (1) deterioro de la memoria (deterioro de la capacidad para aprender nueva información o recordar información aprendida previamente)
   (2) una (o más) de las siguientes alteraciones cognoscitivas:

      (a) afasia (alteración del lenguaje)
      (b) apraxia (deterioro de la capacidad para llevar a cabo actividades motoras, a pesar de que la función motora está intacta)
      (c) agnosia (fallo en el reconocimiento o identificación de objetos, a pesar de que la función sensorial está intacta)
      (d) alteración de la ejecución (p. ej., planificación, organización, secuenciación y abstracción)

B. Los déficit cognoscitivos en cada uno de los Criterios A1 y A2 provocan un deterioro significativo de la actividad laboral o social y representan una merma importante del nivel previo de actividad.

C. Demostración a través de la historia, la exploración física o los hallazgos de laboratorio de que la alteración es un efecto fisiopatológico directo de otras enfermedades médicas distintas a la enfermedad de Alzheimer o a la enfermedad cerebrovascular (p. ej., infección por VIH, lesión traumática cerebral, enfermedad de Parkinson, enfermedad de Huntington, enfermedad de Pick, enfermedad de Creutzfeldt-Jakob, hidrocefalia normotensiva, hipotiroidismo, tumores cerebrales o déficit de vitamina B_{12}).

D. Los déficit no aparecen exclusivamente en el transcurso de un delirium.

Codificar basándose en la presencia o ausencia de alteración de comportamiento clínicamente significativa:

Sin alteración de comportamiento [294.10]: si la alteración cognoscitiva no se acompaña de alteración de comportamiento clínicamente significativa

Con alteración de comportamiento [294.11]: si la alteración cognoscitiva se acompaña de alteración de comportamiento clínicamente significativa (p. ej., andar sin rumbo, agitación)

Nota de codificación.   Codificar también la enfermedad médica en el Eje III (p. ej., infección por VIH [042], traumatismo craneal [854.00], enfermedad de Parkinson [332.0], enfermedad de Huntington [333.4], enfermedad de Pick [331.1], enfermedad de Creutzfeldt-Jakob [046.1]).

■ **Demencia persistente inducida por sustancias**

A. La presencia de los múltiples déficit cognoscitivos se manifiesta por:

   (1) deterioro de la memoria (deterioro de la capacidad para aprender nueva información o recordar información aprendida previamente)
   (2) una (o más) de las siguientes alteraciones cognoscitivas:

       (a) afasia (alteración del lenguaje)
       (b) apraxia (deterioro de la capacidad para llevar a cabo actividades motoras, a pesar de que la función motora está intacta)
       (c) agnosia (fallo en el reconocimiento o identificación de objetos, a pesar de que la función sensorial está intacta)
       (d) alteración de la actividad de ejecución (p. ej., planificación, organización, secuenciación y abstracción)

B. Los déficit cognoscitivos en cada uno de los Criterios A1 y A2 pro-
    vocan un deterioro significativo de la actividad laboral o social y
    representan una merma importante del nivel previo de actividad.

C. Los déficit no aparecen exclusivamente en el transcurso de un deli-
    rium y persisten más allá de la duración habitual de la intoxicación
    o abstinencia de sustancias.

D. Demostración a través de la historia, de la exploración física o de
    los hallazgos de laboratorio de que los déficit están etiológicamen-
    te relacionados con los efectos persistentes del consumo de sustan-
    cias (p. ej., una droga de abuso, un medicamento).

Código para la demencia persistente inducida por (sustancia específica):
    F10.73 Alcohol [291.2]; F18.73 Inhalantes [292.82]; F13.73 Sedantes,
    hipnóticos o ansiolíticos [292.82]; F19.73 Otras (sustancias [o desco-
    nocidas] [292.82])

Nota de codificación.   Véase página 108 para los procedimientos de tipificación.

■ F02.8 Demencia debida a múltiples etiologías

A. La presencia de los múltiples déficit cognoscitivos se manifiesta por:

    (1) deterioro de la memoria (deterioro de la capacidad para
         aprender nueva información o recordar información apren-
         dida previamente)

    (2) una (o más) de las siguientes alteraciones cognoscitivas:

         (a) afasia (alteración del lenguaje)
         (b) apraxia (deterioro de la capacidad para llevar a cabo
              actividades motoras, a pesar de que la función motora
              está intacta)

(c)   agnosia (fallo en el reconocimiento o identificación de objetos, a pesar de que la función sensorial está intacta)

(d)   alteración de la ejecución (p. ej., planificación, organización, secuenciación y abstracción)

B.   Los déficit cognoscitivos en cada uno de los Criterios A1 y A2 provocan un deterioro significativo de la actividad laboral o social y representan una merma importante del nivel previo de actividad.

C.   Demostración a través de la historia, de la exploración física o de los hallazgos de laboratorio de que la alteración posee más de una etiología (p. ej., traumatismo craneal más consumo crónico de alcohol, demencia tipo Alzheimer con el subsiguiente desarrollo de demencia vascular).

D.   Los déficit no aparecen exclusivamente en el transcurso de un delirium.

Nota de codificación.   La demencia debida a múltiples etiologías no posee un código propio ni debería tipificarse como un diagnóstico. Por ejemplo, F02.8 Demencia debida a múltiples etiologías se diagnosticará demencia tipo Alzheimer y demencia vascular cuando un sujeto con demencia tipo Alzheimer, de inicio tardío, sin alteración del comportamiento, presente a lo largo del tiempo accidentes vasculares cerebrales que den lugar a un deterioro significativo de la actividad cognoscitiva. En este caso, el clínico debería codificar, en el Eje I, tanto 294.10 Demencia tipo Alzheimer, de inicio tardío, sin alteración del comportamiento, como 290.40 Demencia vascular, no complicada; y, en el Eje III, 331.0 Enfermedad de Alzheimer y 436 Accidente vascular cerebral, en el Eje III.

■ F03 Demencia no especificada [294.8]

Esta categoría debe utilizarse para diagnosticar una demencia que no cumple los criterios para ninguno de los tipos descritos en esta sección.

Un ejemplo es un cuadro clínico de demencia del cual no hay pruebas suficientes para establecer su etiología específica.

Trastornos amnésicos

■ F04 Trastorno amnésico debido a... *(indicar enfermedad médica)* [294.0]

A. El deterioro de la memoria se manifiesta por un déficit de la capacidad para aprender información nueva o por la incapacidad para recordar información aprendida previamente.

B. La alteración de la memoria provoca un deterioro significativo de la actividad laboral o social y representa una merma importante del nivel previo de actividad.

C. La alteración de la memoria no aparece exclusivamente en el transcurso de un delirium o de una demencia.

D. Demostración, a través de la historia, de la exploración física o de las pruebas de laboratorio, de que la alteración es un efecto directo de la enfermedad médica (incluyendo un traumatismo físico).

Especificar si:
   Transitorio: si el deterioro de la memoria dura menos de 1 mes. Cuando el diagnóstico se hace durante el primer mes sin esperar a la remisión, puede añadirse el término «provisional»
   Crónico: si el deterioro de la memoria dura más de 1 mes

Nota de codificación.   Anotar el nombre de la enfermedad médica en el Eje I, por ejemplo, F04 Trastorno amnésico debido a traumatismo cerebral [294.0]; codificar también la enfermedad médica en el Eje III.

▨ Trastorno amnésico persistente inducido por sustancias

A. El deterioro de la memoria se manifiesta por un déficit de la capacidad para aprender información nueva, o incapacidad para recordar información aprendida previamente.

B. La alteración de la memoria provoca un deterioro significativo de la actividad laboral o social y representa una merma importante del nivel previo de actividad.

C. La alteración de la memoria no aparece exclusivamente en el transcurso de un delirium o de una demencia, y se mantiene más allá de la duración habitual de la intoxicación o abstinencia de sustancias.

D. Demostración, a través de la historia, de la exploración física o de las pruebas de laboratorio, de que la alteración de la memoria está relacionada etiológicamente con los efectos persistentes de la sustancia (p. ej., una droga de abuso, un medicamento).

Códigos para el trastorno amnésico persistente inducido por sustancias (sustancias específicas):
F10.6 Alcohol [291.1]; F13.6 Sedantes, hipnóticos o ansiolíticos [292.83]; F19.6 Otras sustancias (o desconocidas) [292.83]

▨ R41.3 Trastorno amnésico no especificado [294.8]

Esta categoría debe utilizarse para el diagnóstico de un trastorno amnésico que no cumple los criterios para ninguno de los tipos específicos descritos en esta sección.

Un ejemplo es el del cuadro clínico de amnesia para el que no hay pruebas de su etiología específica (p. ej., disociativa, inducida por sustancias o debida a enfermedad médica).

Otros trastornos cognoscitivos

■ F06.9 Trastorno cognoscitivo no especificado [294.9]

Esta categoría se reserva para los trastornos caracterizados por disfunciones cognoscitivas probablemente debidas a un efecto fisiológico directo de una enfermedad médica, pero que no cumplen los criterios para ninguno de los trastornos especificados anteriormente, como delirium, demencia o trastorno amnésico, y que no estarían mejor clasificados como delirium no especificado, demencia no especificada o trastorno amnésico no especificado. Para la disfunción cognoscitiva debida a sustancia específicas o desconocidas, debe utilizarse la categoría diagnóstica de trastorno por sustancias afines no especificado.

Como ejemplos se citan:

1. Trastorno neurocognoscitivo leve, con deterioro de las funciones cognoscitivas, demostrado por pruebas neuropsicológicas o valoración clínica cuantitativa, que se acompaña de una enfermedad médica o una disfunción del sistema nervioso central (v. Apéndice B del DSM-IV-TR para los criterios de investigación).
2. Trastorno posconmocional que sigue a un traumatismo craneal, con deterioro de la memoria o de la atención, y con síntomas asociados (v. Apéndice B del DSM-IV-TR para los criterios de investigación).

Otros trastornos cognoscitivos

Trastorno cognoscitivo no especificado 294.9

TRASTORNOS MENTALES DEBIDOS A ENFERMEDAD MÉDICA

El trastorno mental debido a enfermedad médica se caracteriza por la presencia de síntomas mentales que se consideran una consecuencia fisiológica directa de la enfermedad médica. El término *enfermedad médica* se refiere a las enfermedades codificadas en el Eje III, que se enumeran en el capítulo «Trastornos mentales y de comportamiento» de la CIE. Tal como se ha comentado en la «Introducción» a este manual, mantener la distinción entre trastornos mentales y enfermedades médicas no implica la existencia de diferencias fundamentales en su conceptualización, ni tampoco significa que los trastornos mentales no estén relacionados con factores o procesos físicos o biológicos, o que las enfermedades médicas no estén relacionadas con factores o procesos de comportamiento o psicosociales. Esta distinción intenta promover rigor en la evaluación y favorecer el intercambio de comunicación entre los profesionales de la salud. Sin embargo, en la práctica clínica es de esperar una mayor especificidad terminológica en la identificación de cada enfermedad.

En esta sección se incluyen la descripción y los criterios diagnósticos de estos trastornos (p. ej., **trastorno catatónico debido a enfermedad médica, cambio de personalidad debido a enfermedad médica y trastorno mental no especificado debido a enfermedad médica**). La descripción y el diagnóstico de las enfermedades enumeradas a continuación se describen en otras secciones del manual, junto a los trastornos que comparten una fenomenología similar. El manual ha sido organizado de esta manera para alertar al clínico sobre la necesidad de que considere estos trastornos al realizar el diagnóstico diferencial.

F05.0   Delirium debido a enfermedad médica [293.0].   La descripción y los criterios se incluyen en la sección «Delirium, demencia, trastornos amnésicos y otros trastornos cognoscitivos», página 75.

——.–   **Demencia debida a enfermedad médica.**   La descripción y los criterios diagnósticos se incluyen en la sección «Delirium, demencia, trastornos amnésicos y otros trastornos cognoscitivos», página 83.

F04   Trastorno amnésico debido a enfermedad médica [294.0].   La descripción y los criterios diagnósticos se incluyen en la sección «Delirium, demencia, trastornos amnésicos y otros trastornos cognoscitivos», página 87.

F06.x   Trastorno psicótico debido a enfermedad médica [293.8x].   La descripción y los criterios diagnósticos se incluyen en la sección «Esquizofrenia y otros trastornos psicóticos», página 152.

F06.3x   Trastorno del estado de ánimo debido a enfermedad médica [293.83].   La descripción y los criterios diagnósticos se incluyen en la sección «Trastornos del estado de ánimo», página 180.

F06.4   Trastorno de ansiedad debido a enfermedad médica [293.84].   La descripción y los criterios diagnósticos se incluyen en la sección «Trastornos de ansiedad», página 212.

——.–   **Trastorno sexual debido a una enfermedad médica.**   La descripción y los criterios diagnósticos se incluyen en la sección «Trastornos sexuales y de la identidad sexual», página 237.

G47.x   Trastornos del sueño debidos a enfermedad médica [780.5x].   La descripción y los criterios diagnósticos se incluyen en la sección «Trastornos del sueño», página 263.

■ F06.1 Trastorno catatónico debido a... *(indicar enfermedad médica)* [293.89]

A. La presencia de catatonía se manifiesta por inmovilidad motora, actividad motora excesiva (aparentemente sin propósito y que no es influida por estímulos externos), negativismo extremo o mutismo, movimientos voluntarios peculiares, ecolalia o ecopraxia.

B. Demostración, a través de la historia, de la exploración física o de las pruebas de laboratorio, de que la alteración es un efecto fisiológico directo de una enfermedad médica.

C. La alteración no se explica mejor por la presencia de otro trastorno mental (p. ej., episodio maníaco).

D. La alteración no aparece exclusivamente en el transcurso de un delirium.

Nota de codificación.   Incluir el nombre de la enfermedad médica en el Eje I, por ejemplo, F06.1   Trastorno catatónico debido a encefalopatía hepática [293.89]; codificar también la enfermedad médica en el Eje III.

■ F07.0 Cambio de personalidad debido a... *(indicar enfermedad médica)* [310.1]

A. Alteración duradera de la personalidad que representa un cambio de las características previas del patrón de personalidad del sujeto. (En los niños la alteración se expresa por una acusada desviación del desarrollo normal o por un cambio significativo en el patrón habitual de comportamiento del niño y que se mantiene como mínimo durante 1 año.)

B. Demostración, a través de la historia, de la exploración física o de las pruebas de laboratorio, de que la alteración es un efecto fisiológico directo de una enfermedad médica.

C.   La alteración no se explica mejor por la presencia de otro trastorno mental (incluyendo otros trastornos mentales debidos a enfermedad médica).

D.   La alteración no aparece exclusivamente en el transcurso de un delirium.

E.   La alteración causa un malestar clínicamente significativo o deterioro laboral, social o de otras áreas importantes de la actividad del individuo.

Especificar el tipo:

Tipo lábil: si el síndrome predominante es la labilidad afectiva

Tipo desinhibido: si el síntoma predominante es el descontrol de los impulsos, manifestado por indiscreciones sexuales, etc.

Tipo agresivo: si el síntoma predominante es el comportamiento agresivo

Tipo apático: si el síntoma predominante es la apatía o indiferencia acusadas

Tipo paranoide: si el síntoma predominante es la suspicacia o ideación paranoide

Otros tipos: si la presentación no está caracterizada por cualquiera de los anteriores subtipos

Tipo combinado: si predomina más de un síntoma en el cuadro clínico

Tipo no especificado

Nota de codificación.   Incluir el nombre de la enfermedad médica en el Eje I, por ejemplo, F07.0 Cambio de personalidad debido a epilepsia del lóbulo temporal [310.1]; codificar también la enfermedad médica en el Eje III.

▪ F09 Trastorno mental no especificado debido a enfermedad médica [293.9]

Esta categoría residual debe usarse para los casos en los que se ha establecido que la alteración es causada por efectos fisiológicos directos de la enfermedad médica, sin que se cumplan los criterios diagnósticos para un trastorno mental específico debido a una enfermedad médica (p. ej., síntomas disociativos debidos a crisis comiciales parciales complejas).

Nota de codificación.   Incluir el nombre de la enfermedad médica en el Eje III, por ejemplo, F09 Trastorno mental no especificado debido a enfermedad por VIH [293.9]; codificar también la enfermedad médica en el Eje III.

TRASTORNOS RELACIONADOS CON SUSTANCIAS

Los trastornos relacionados con sustancias se dividen en dos grupos: trastornos por consumo de sustancias (dependencia y abuso) y trastornos inducidos por sustancias (intoxicación, abstinencia, delirium inducido por sustancias, demencia persistente inducida por sustancias, trastorno amnésico inducido por sustancias, trastorno psicótico inducido por sustancias, trastorno del estado de ánimo inducido por sustancias, ansiedad inducida por sustancias, disfunción sexual inducida por sustancias y trastorno del sueño inducido por sustancias). La sección empieza con el texto descriptivo y los criterios diagnósticos para la dependencia, el abuso, la intoxicación y la abstinencia de sustancias que se aplicarán a todas las clases de sustancias. La tabla 1 indica las clases de sustancias y describe los aspectos específicos de dependencia, abuso, intoxicación y abstinencia para cada una de las 11 clases. Para facilitar el diagnóstico diferencial, el texto descriptivo y los criterios diagnósticos para los restantes trastornos inducidos por sustancias se incluyen en las secciones del manual donde aparecen trastornos que comparten la misma fenomenología:

El **delirium inducido por sustancias** (v. pág. 76) está incluido en la sección «Delirium, demencia, trastornos amnésicos y otros trastornos cognoscitivos».

La **demencia persistente inducida por sustancias** (v. pág. 84) está incluida en la sección «Delirium, demencia, trastornos amnésicos y otros trastornos cognoscitivos».

El **trastorno amnésico persistente inducido por sustancias** (v. pág. 88) está incluido en la sección «Delirium, demencia, trastornos amnésicos y otros trastornos cognoscitivos».

Tabla 1.   Diagnósticos asociados a la clase de sustancias

	Dependencia	Abuso	Intoxicación	Abstinencia
Alcohol	X	X	X	X
Alucinógenos	X	X	X	
Anfetaminas	X	X	X	X
Cafeína			X	
Cannabis	X	X	X	
Cocaína	X	X	X	X
Fenciclidina	X	X	X	
Inhalantes	X	X	X	
Nicotina	X			X
Opioides	X	X	X	X
Sedantes, hipnóticos o ansiolíticos	X	X	X	X
Varias sustancias	X			
Otros	X	X	X	X

Nota: X indica que la categoría es reconocida en el DSM-IV.

El **trastorno psicótico inducido por sustancias** (v. pág. 153) está incluido en la sección «Esquizofrenia y otros trastornos psicóticos». (En el DSM-III-R estos trastornos se clasificaban como «alucinosis orgánica» y «trastorno delirante orgánico».)

El **trastorno del estado de ánimo inducido por sustancias** (v. pág. 181) está incluido en la sección «Trastornos del estado de ánimo».

El **trastorno de ansiedad inducido por sustancias** (v. pág. 213) está incluido en la sección «Trastornos de ansiedad».

El **trastorno sexual inducido por sustancias** (v. pág. 238) está incluido en la sección «Trastornos sexuales y de la identidad sexual».

El **trastorno del sueño inducido por sustancias** (v. pág. 264) está incluido en la sección «Trastornos del sueño».

Además, el **trastorno perceptivo persistente por alucinógenos** *(flashbacks)* (v. pág. 114) está incluido en esta misma sección con el título «Trastornos relacionados con alucinógenos».

La tabla 2 (v. págs. 100-101) muestra los diagnósticos inducidos por sustancias asociados a cada clase específica de sustancias, situadas en otras secciones de la clasificación.

Trastornos por consumo de sustancias

■ Dependencia de sustancias

Un patrón desadaptativo de consumo de la sustancia que conlleva un deterioro o malestar clínicamente significativos, expresado por tres (o más) de los ítems siguientes en algún momento de un período continuado de 12 meses:

(1) tolerancia, definida por cualquiera de los siguientes ítems:

    (a) una necesidad de cantidades marcadamente crecientes de la sustancia para conseguir la intoxicación o el efecto deseado

    (b) el efecto de las mismas cantidades de sustancia disminuye claramente con su consumo continuado

Tabla 2. Trastornos inducidos por sustancias asociados con un tipo de sustancias

	Delirium por intoxicación	Delirium por abstinencia	Demencia	Trastornos amnésicos	Trastornos psicóticos	Trastornos del estado de ánimo	Trastornos de ansiedad	Disfunciones sexuales	Trastornos del sueño
Alcohol	I	W	P	P	I/W	I/W	I/W	I	I/W
Alucinógenos	I				I*	I	I		
Anfetaminas	I				I	I/W	I	I	I/W
Cafeína							I		I
Cannabis	I				I		I		
Cocaína	I				I	I/W	I/W	I	I/W
Fenciclidina	I				I	I	I		

Inhalantes	I		I	P		I	I	I		
Nicotina										
Opioides	I		I			I	I		I	I/W
Sedantes, hipnóticos o ansiolíticos	I	W	I	P	P	I/W	I/W	W	I	I/W
Otros	I	W	I/W	P	P	I/W	I/W	I/W	I	I/W

* También trastorno perceptivo persistente por alucinógenos (*flashbacks*).

Nota: X, I, W, I/W o P indican que la categoría es reconocida en el DSM-IV. Además, *I* indica que puede señalarse el especificador con inicio durante la intoxicación (exceptuando el caso de delirium por intoxicación); *W*, indica que puede señalarse el especificador con inicio durante la abstinencia (exceptuando el delirium por abstinencia); *I/W*, indica que puede señalarse el especificador con inicio durante la intoxicación o con inicio durante la abstinencia, y *P*, indica que el trastorno es persistente.

(2) abstinencia, definida por cualquiera de los siguientes ítems:

    (a) el síndrome de abstinencia característico para la sustancia (v. Criterios A y B de los criterios diagnósticos para la abstinencia de sustancias específicas)

    (b) se toma la misma sustancia (o una muy parecida) para aliviar o evitar los síntomas de abstinencia

(3) la sustancia es tomada con frecuencia en cantidades mayores o durante un período más largo de lo que inicialmente se pretendía

(4) existe un deseo persistente o esfuerzos infructuosos de controlar o interrumpir el consumo de la sustancia

(5) se emplea mucho tiempo en actividades relacionadas con la obtención de la sustancia (p. ej., visitar a varios médicos o desplazarse largas distancias), en el consumo de la sustancia (p. ej., fumar un pitillo tras otro) o en la recuperación de los efectos de la sustancia

(6) reducción de importantes actividades sociales, laborales o recreativas debido al consumo de la sustancia

(7) se continúa tomando la sustancia a pesar de tener conciencia de problemas psicológicos o físicos recidivantes o persistentes, que parecen causados o exacerbados por el consumo de la sustancia (p. ej., consumo de cocaína a pesar de saber que provoca depresión, o continuada ingesta de alcohol a pesar de que empeora una úlcera)

Especificar si:

    Con dependencia fisiológica: signos de tolerancia o abstinencia (p. ej., si se cumplen cualquiera de los puntos 1 o 2)

    Sin dependencia fisiológica: no hay signos de tolerancia o abstinencia (p. ej., si no se cumplen los puntos 1 y 2)

Codificación del curso de la dependencia en el quinto dígito:

    0 **Remisión total temprana**

    0 **Remisión parcial temprana**

    0 **Remisión total sostenida**

    0 **Remisión parcial sostenida**

    2 **En terapéutica con agonistas**

    1 **En entorno controlado**

    4 **Leve/moderado/grave**

ESPECIFICACIONES DE CURSO

Se dispone de seis especificaciones de curso para la dependencia de sustancias. Las cuatro especificaciones de remisión son aplicables únicamente cuando no se cumple ninguno de los criterios para la dependencia de sustancias o el abuso de sustancias durante un mes como mínimo. Para aquellos criterios que exigen la presencia de problemas recurrentes, puede aplicarse una especificación de remisión sólo si no se ha presentado ningún aspecto de los criterios (p. ej., si un individuo sufre un accidente mientras conduce en estado de intoxicación, es suficiente para no considerarlo en remisión). La definición de estos cuatro tipos de remisión se basa en el intervalo de tiempo transcurrido desde el fin de la dependencia (remisión temprana *versus* remisión sostenida) y en función de la continuada presencia o no de uno o más de los síntomas incluidos en los criterios establecidos para la dependencia y el abuso de sustancias (remisión parcial *versus* remisión total). Debido a que los primeros 12 meses siguientes a la dependencia son de especial riesgo para la recaída, este período se designa remisión temprana. Pasados 12 meses de remisión temprana sin recaer en la dependencia, se habla de remisión sostenida. Tanto para la remisión temprana como para la sostenida se emplea la designación adicional de remisión completa si no se cumple ninguno de los criterios para la dependencia o el abuso durante el período de remisión. Se especifica como remisión parcial cuando durante el período de remisión se observa al menos uno de los criterios para la dependencia o el abuso, sea de manera continuada o intermitente. La diferenciación entre remisión sostenida total y recuperación (sin ningún trastorno por consumo de sustancias) requiere considerar el tiempo transcurrido desde la última alteración, la duración total de esta alteración y la necesidad de evaluación continuada. Si, después de un período de remisión o recuperación, el sujeto vuelve a la dependencia, la aplicación de la especificación «remisión temprana» requiere otra vez un mes de tiempo sin que se cumpla ninguno de los criterios para la dependencia o el abuso. Existen dos especificaciones adicionales: en terapéutica con agonistas y en entorno controlado. Para calificar un individuo con la especificación «remisión temprana» después del cese de una terapéutica con agonistas o de la liberación de un entorno controlado debe pasar un período de tiempo de un mes sin que se cumplan ninguno de los criterios para la dependencia o el abuso.

Las siguientes especificaciones de remisión son aplicables únicamente tras un mes sin que se cumplan ninguno de los criterios para la dependencia o el abuso. Obsérvese que estas especificaciones no son aplicables si el sujeto se halla bajo terapéutica con agonistas o en un entorno controlado (v. después).

Remisión total temprana.   Esta especificación se usa si no se cumplen los criterios de dependencia o abuso durante 1 a 12 meses.

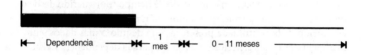

Remisión parcial temprana.   Esta especificación se usa si se han cumplido entre 1 y 12 meses uno o más criterios de dependencia o abuso (sin que se cumplan todos los criterios para la dependencia).

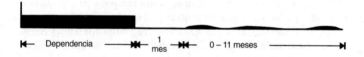

Remisión total sostenida.   Esta especificación se usa si no se cumple ninguno de los criterios de dependencia o abuso en ningún momento durante un período de 12 meses o más.

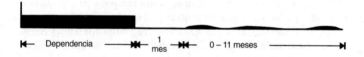

Remisión parcial sostenida.   Esta especificación se usa si no se cumplen todos los criterios para la dependencia durante un período de 12 meses o más; se cumplen, sin embargo, uno o más criterios de dependencia o abuso.

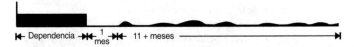

|← Dependencia →|←— $\frac{1}{\text{mes}}$ —→|←— 11 + meses —————————————————→|

Se utilizan las siguientes especificaciones si el sujeto se halla bajo terapéutica con agonistas o en un entorno controlado:

En terapéutica con agonistas.   Esta especificación se utiliza cuando el individuo está bajo medicación con agonistas prescrita, como la metadona, sin que se cumpla ninguno de los criterios para la dependencia o abuso de ese medicamento durante 1 mes (exceptuando la tolerancia o la abstinencia al agonista). Esta categoría también es aplicable a los sujetos tratados de su dependencia con un agonista parcial o un agonista/antagonista.

En un entorno controlado.   Esta especificación se utiliza si el sujeto se encuentra en un entorno donde el acceso al alcohol y a la sustancias controladas es restringido y no se observa ninguno de los criterios para la dependencia o el abuso durante 1 mes. Ejemplos de estos ambientes son las cárceles estrechamente vigiladas y libres de sustancias, las comunidades terapéuticas o las unidades hospitalarias cerradas.

■ Abuso de sustancias

A. Un patrón desadaptativo de consumo de sustancias que conlleva un deterioro o malestar clínicamente significativos, expresado por uno (o más) de los ítems siguientes durante un período de 12 meses:

(1) consumo recurrente de sustancias, que da lugar al incumplimiento de obligaciones en el trabajo, la escuela o en casa (p. ej., ausencias repetidas o rendimiento pobre relacionados con el consumo de sustancias; ausencias, suspensiones o expulsiones de la escuela relacionadas con la sustancia; descuido de los niños o de las obligaciones de la casa)

(2) consumo recurrente de la sustancia en situaciones en las que hacerlo es físicamente peligroso (p. ej., conducir un automóvil o accionar una máquina bajo los efectos de la sustancia)

(3) problemas legales repetidos relacionados con la sustancia (p. ej., arrestos por comportamiento escandaloso debido a la sustancia)

(4) consumo continuado de la sustancia, a pesar de tener problemas sociales continuos o recurrentes o problemas interpersonales causados o exacerbados por los efectos de la sustancia (p. ej., discusiones con la esposa acerca de las consecuencias de la intoxicación, o violencia física)

B. Los síntomas no han cumplido nunca los criterios para la dependencia de sustancias de esta clase de sustancia.

Trastornos inducidos por sustancias

▨ Intoxicación por sustancias

A. Presencia de un síndrome reversible específico de una sustancia debido a su ingestión reciente (o a su exposición). **Nota:** diferentes sustancias pueden producir síndromes idénticos o similares.

B. Cambios psicológicos o de comportamiento desadaptativos clínicamente significativos debidos al efecto de la sustancia sobre el sistema nervioso central (p. ej., irritabilidad, labilidad emocional, deterioro cognoscitivo, deterioro de la capacidad de juicio, deterioro de la actividad laboral o social), que se presentan durante el consumo de la sustancia o poco tiempo después.

C. Los síntomas no se deben a una enfermedad médica y no se explican mejor por la presencia de otro trastorno mental.

■ Abstinencia de sustancias

A. Presencia de un síndrome específico de una sustancia debido al cese o reducción de su consumo prolongado y en grandes cantidades.

B. El síndrome específico de la sustancia causa un malestar clínicamente significativo o un deterioro de la actividad laboral y social o en otras áreas importantes de la actividad del individuo.

C. Los síntomas no se deben a una enfermedad médica y no se explican mejor por la presencia de otro trastorno mental.

PROCEDIMIENTO DE TIPIFICACIÓN DE LA DEPENDENCIA, EL ABUSO, LA INTOXICACIÓN Y LA ABSTINENCIA

Para drogas de abuso.   El clínico debe usar el código que se aplica a la clase de sustancias, registrando el nombre de la sustancia específica en lugar del nombre de la clase. Por ejemplo, el clínico debe registrar F13.3 Abstinencia de secobarbital [292.0] (en lugar de abstinencia de sedantes, hipnóticos o ansiolíticos) o F15.1 Abuso de metanfetaminas [305.70] (en lugar de abuso de anfetaminas). Para las sustancias no incluidas en ninguna de las clases (p. ej., nitrito de amilo) hay que usar el código apropiado para «dependencia de otras sustancias», «abuso de otras sustancias», «intoxicación por otras sustancias» o «abstinencia de otras sustancias», indicando la sustancia específica (p. ej., F19.1 Abuso de nitrito de amilo [305.90]). Si la sustancia es desconocida debe usarse el código para la clase «otras sustancias (o desconocidas)» (p. ej., F19.00 Intoxicación por sustancias desconocidas [292.89]). Si para una sustancia determinada se cumplen criterios para más de un trastorno relacionado con sustancias, deben diagnosticarse todos (p. ej., F11.3 Abstinencia de heroína [292.0]; F11.22 Dependencia de heroína [304.10]). Si hay síntomas o problemas asociados a una sustancia en particular, sin que se cumplan los criterios para ninguno de los trastornos por sustancias específicas, debe usarse la categoría no especificado (p. ej., F12.9 Trastorno no especificado relacionado con *Cannabis* [292.9]). Si se consumen varias sustancias deben diagnosticarse todos los trastornos relacionados con ellas (p. ej., F16.00 Intoxicación por mescalina [292.89]; F14.24 Dependencia de cocaína [304.20]). Los casos en los que debe diagnosticarse F19.24 Dependencia de varias sustancias [304.80] se describen en la página 138.

Para medicamentos tóxicos.   Para los medicamentos no citados antes (así como también para los tóxicos) debe usarse el código «otras sustancias».

PROCEDIMIENTO DE TIPIFICACIÓN DE LOS TRASTORNOS MENTALES INDUCIDOS POR SUSTANCIAS INCLUIDOS EN OTRAS SECCIONES DEL MANUAL

El nombre del diagnóstico empieza con la sustancia específica (p. ej., cocaína, diacepam, dexametasona) que se cree ha provocado los síntomas. El código diagnóstico se selecciona de la lista de clases de sustancias señaladas en los criterios para cada trastorno inducido por una determinada sustancia. Para las sustancias que no se encuentran en ninguna de las clases (p. ej., dexametasona) se usará el código «otras sustancias». El nombre del trastorno (p. ej., trastorno psicótico inducido por cocaína; trastorno de ansiedad inducido por diacepam) va seguido de la especificación del síntoma predominante y del contexto en el que éste se presenta (p. ej., F14.51 Trastorno psicótico inducido por cocaína, con ideas delirantes, de inicio durante la intoxicación [292.11]; F13.8 Trastorno por ansiedad inducido por diacepam, de inicio durante la abstinencia [292.89]). Cuando se estima que más de una sustancia desempeña un papel significativo en el desarrollo de los síntomas, debe enumerarse cada una por separado. Si se estima que una sustancia es el factor etiológico, pero se desconoce la sustancia específica, se usará la clase «sustancia desconocida».

Trastornos relacionados con el alcohol

Trastornos por consumo de alcohol

F10.2x **Dependencia del alcohol [303.90]** (v. criterios en pág. 107)
Especificar si: Con dependencia fisiológica/sin dependencia fisiológica
Especificar si: Remisión total temprana/remisión parcial temprana/remisión total sostenida/remisión parcial sostenida/en entorno controlado

F10.1 **Abuso de alcohol [305.00]** (v. criterios en pág. 106)

Trastornos inducidos por el alcohol

F10.00 **Intoxicación por alcohol [303.00]** (v. pág. 110)

F10.3 **Abstinencia de alcohol [291.81]** (v. pág. 111)
Especificar si: Con alteraciones perceptivas

F10.03 **Delirium por intoxicación por alcohol [291.0]** (v. pág. 76)

F10.4 **Delirium por abstinencia de alcohol [291.0]** (v. pág. 77)

F10.73 **Demencia persistente inducida por el alcohol [291.2]** (v. pág. 84)

F10.6 **Trastorno amnésico persistente inducido por el alcohol [291.1]** (v. pág. 88)

F10.51 **Trastorno psicótico inducido por el alcohol, con ideas delirantes [291.5]** (v. pág. 153)
Especificar si: De inicio durante la intoxicación/de inicio durante la abstinencia

F10.52 **Trastorno psicótico inducido por el alcohol, con alucinaciones [291.3]** (v. pág. 153)

Especificar si: De inicio durante la intoxicación/de inicio durante la abstinencia

F10.8   **Trastorno del estado de ánimo inducido por el alcohol [291.8]** (v. pág. 181)

Especificar si: De inicio durante la intoxicación/de inicio durante la abstinencia

F10.8   **Trastorno de ansiedad inducido por el alcohol [291.8]** (v. pág. 213)

Especificar si: De inicio durante la intoxicación/de inicio durante la abstinencia

F10.8   **Trastorno sexual inducido por el alcohol [291.8]** (v. pág. 238)

Especificar si: De inicio durante la intoxicación

F10.8   **Trastorno del sueño inducido por el alcohol [291.8]** (v. pág. 264)

Especificar si: De inicio durante la intoxicación/de inicio durante la abstinencia

F10.9   **Trastorno relacionado con el alcohol no especificado [291.9].** La categoría de trastorno relacionado con el alcohol no especificado se reserva para los trastornos asociados con el consumo de alcohol que no pueden clasificarse como uno de los trastornos listados anteriormente

■ F10.00 Intoxicación por alcohol [303.00]

A.   Ingestión reciente de alcohol.

B.   Cambios psicológicos de comportamiento desadaptativos clínicamente significativos (sexualidad inapropiada, comportamiento agresivo, labilidad emocional, deterioro de la capacidad de juicio y deterioro de la actividad laboral o social) que se presentan durante la intoxicación o pocos minutos después de la ingesta de alcohol.

C.   Uno o más de los siguientes síntomas que aparecen durante o poco tiempo después del consumo de alcohol:

(1)   lenguaje farfullante
(2)   incoordinación
(3)   marcha inestable
(4)   nistagmo
(5)   deterioro de la atención o de la memoria
(6)   estupor o coma

D. Los síntomas no se deben a enfermedad médica ni se explican mejor por la presencia de otro trastorno mental.

■ F10.3 Abstinencia de alcohol [291.81]

A. Interrupción (o disminución) del consumo de alcohol después de su consumo prolongado y en grandes cantidades.

B. Dos o más de los siguientes síntomas desarrollados horas o días después de cumplirse el Criterio A:

(1)   hiperactividad autonómica (p. ej., sudación o más de 100 pulsaciones)
(2)   temblor distal de las manos
(3)   insomnio
(4)   náuseas o vómitos
(5)   alucinaciones visuales, táctiles o auditivas transitorias, o ilusiones
(6)   agitación psicomotora
(7)   ansiedad
(8)   crisis comiciales de gran mal (crisis epilépticas)

C. Los síntomas del Criterio B provocan un malestar clínicamente significativo o un deterioro de la actividad social laboral, o de otras áreas importantes de la actividad del sujeto.

D. Los síntomas no se deben a enfermedad médica ni se explican mejor por la presencia de otro trastorno mental.

Especificar si:
   Con alteraciones perceptivas.   Esta especificación debe anotarse en el caso poco frecuente de que las alucinaciones con juicio de realidad intacto o las ilusiones auditivas, visuales o táctiles aparecen en ausencia de delirium. Juicio de realidad intacto significa que el sujeto sabe que las alucinaciones son inducidas por la sustancia y no representan la realidad externa. Cuando las alucinaciones aparecen en ausencia de un juicio de realidad intacto, debe considerarse un diagnóstico de trastorno psicótico inducido por sustancias, con alucinaciones.

Trastornos relacionados con alucinógenos

Trastornos por consumo de alucinógenos

F16.2x   **Dependencia de alucinógenos** [304.50] (v. criterios en pág. 99)
         Especificar si: Remisión total temprana/remisión parcial temprana/remisión total sostenida/remisión parcial sostenida/en entorno controlado
F16.1   **Abuso de alucinógenos** [305.30] (v. criterios en pág. 105)

Trastornos inducidos por alucinógenos

F16.00   **Intoxicación por alucinógenos** [292.89] (v. pág. 113)
F16.70   **Trastorno perceptivo persistente por alucinógenos** *(flashbacks)* [292.89] (v. pág. 114)
F16.03   **Delirium por intoxicación por alucinógenos** [292.81] (v. pág. 76)

F16.51   **Trastorno psicótico inducido por alucinógenos, con ideas delirantes [292.11]** (v. pág. 153)
Especificar si: de inicio durante durante la intoxicación

F16.52   **Trastorno psicótico inducido por alucinógenos, con alucinaciones [292.12]** (v. pág. 153)
Especificar si: de inicio durante la intoxicación

F16.8   **Trastorno del estado de ánimo inducido por alucinógenos [292.84]**   (v. pág. 181)
Especificar si: de inicio durante la intoxicación

F16.8   **Trastorno de ansiedad inducido por alucinógenos [292.89]** (v. pág. 213)
Especificar si: de inicio durante la intoxicación

F16.9   **Trastorno relacionado con alucinógenos no especificado [292.9].** La categoría de trastorno relacionado con alucinógenos no especificado se reserva para los trastornos asociados con el consumo de alucinógenos que no son clasificables como uno de los trastornos listados anteriormente

■ F16.00 Intoxicación por alucinógenos [292.89]

A.   Consumo reciente de un alucinógeno.

B.   Cambios psicológicos y de comportamiento desadaptativos clínicamente significativos (p. ej., ansiedad o depresión marcadas, ideas de referencia, miedo a perder el control, ideaciones paranoides, deterioro del juicio o de la actividad social o laboral) que aparecen durante o poco tiempo después del consumo del alucinógeno.

C.   Cambios perceptivos que tienen lugar en un estado de alerta y vigilia totales (p. ej., intensificación subjetiva de las percepciones, despersonalización, desrealización, ilusiones, alucinaciones, sinestesias) que se aparecen durante o poco tiempo después del consumo de alucinógenos.

D. Dos (o más) de los siguientes signos que aparecen durante o poco tiempo después del consumo de alucinógenos:

(1) dilatación pupilar
(2) taquicardia
(3) sudación
(4) palpitaciones
(5) visión borrosa
(6) temblores
(7) incoordinación

E. Los síntomas no son debidos a enfermedad médica ni se explican mejor por la presencia de otro trastorno mental.

■ F16.70 Trastorno perceptivo persistente por alucinógenos [292.89] *(flashbacks)*

A. Reexperimentación, después del cese del consumo de alucinógenos, de uno o más síntomas perceptivos que ya se experimentaron en la intoxicación por el alucinógeno (p. ej., alucinaciones geométricas, percepciones falsas de movimiento en los campos visuales periféricos, *flashes* de color, intensificación de los colores, estelas en las imágenes de objetos en movimiento, postimágenes positivas, halos alrededor de los objetos, macropsia y micropsia.

B. Los síntomas del Criterio A provocan malestar clínicamente significativo o deterioro social, laboral o de otras áreas importantes de la actividad del sujeto.

C. Los síntomas no son debidos a enfermedad médica (p. ej., lesiones anatómicas e infecciones del cerebro, epilepsias visuales) ni se explican mejor por la presencia de otro trastorno mental (p. ej., delirium, demencia, esquizofrenia) o por alucinaciones hipno-pómpicas.

Trastornos relacionados con anfetaminas (o sustancias de acción similar)

Trastornos por consumo de anfetamina

F15.2x   **Dependencia de anfetamina [304.40]** (v. criterios en pág. 99)
Especificar si: Con dependencia fisiológica/sin dependencia fisiológica
Especificar si: Remisión total temprana/remisión parcial temprana/remisión total sostenida/remisión parcial sostenida/en entorno controlado

F15.1   **Abuso de anfetamina [305.70]** (v. criterios en pág. 105)

Trastornos inducidos por anfetamina

F15.00   Intoxicación por anfetamina [292.89] (v. pág. 116)
[Para CIE-9-MC *especificar si:* Con alteraciones perceptivas]

F15.04   Intoxicación por anfetamina, con alteraciones perceptivas

F15.3   Abstinencia de anfetamina [292.0] (v. pág. 117)

F15.03   Delirium por intoxicación por anfetamina [292.81] (v. pág. 76)

F15.51   Trastorno psicótico inducido por anfetamina, con ideas delirantes [292.11] (v. pág. 153)
Especificar si: De inicio durante la intoxicación

F15.51   Trastorno psicótico inducido por anfetamina, con alucinaciones [292.12] (v. pág. 153)
Especificar si: De inicio durante la intoxicación

F15.8   **Trastorno del estado de ánimo inducido por anfetamina** [292.84] (v. pág. 181)

Especificar si: De inicio durante la intoxicación/de inicio durante la abstinencia

F15.8   **Trastorno de ansiedad inducido por anfetamina** [292.89] (v. pág. 213)

Especificar si: De inicio durante la intoxicación

F15.8   **Trastorno sexual inducido por anfetamina** [292.89] (v. pág. 238)

Especificar si: De inicio durante la intoxicación

F15.8   **Trastorno del sueño inducido por anfetamina** [292.89] (v. pág. 264)

Especificar si: De inicio durante la intoxicación/de inicio durante la abstinencia

F15.9   **Trastorno relacionado con anfetamina no especificado** [292.9]. La categoría de trastorno relacionado con anfetamina no especificado se reserva para los trastornos asociados con el consumo de anfetamina (o sustancias relacionadas) que no pueden clasificarse como uno de los trastornos listados anteriormente

■ F15.00 Intoxicación por anfetamina [292.89]

A.   Consumo reciente de anfetamina o sustancias afines (p. ej., metilfenidato).

B.   Cambios psicológicos o de comportamiento desadaptativos clínicamente significativos (p. ej., euforia o embotamiento afectivo; cambios de la sociabilidad; hipervigilancia; sensibilidad interpersonal; ansiedad, tensión o cólera; comportamiento estereotipada; deterioro de la capacidad de juicio o de la actividad social o laboral) que aparecen durante o poco tiempo después del consumo de anfetamina o sustancias afines.

C. Dos (o más) de los siguientes signos y síntomas, que aparecen durante o poco tiempo después del consumo de anfetaminas o sustancias afines:

(1) taquicardia o bradicardia
(2) dilatación pupilar
(3) tensión arterial aumentada o disminuida
(4) sudación o escalofríos
(5) náuseas o vómitos
(6) pérdida de peso demostrable
(7) agitación o retraso psicomotores
(8) debilidad muscular, depresión respiratoria, dolor en el pecho o arritmias cardíacas
(9) confusión, crisis comiciales, discinesias, distonías o coma

D. Los síntomas no se deben a una enfermedad médica y no se explican mejor por la presencia de otro trastorno mental.

Especificar si:

Con alteraciones perceptivas. Este diagnóstico se realiza cuando los criterios coinciden con intoxicación por anfetamina y alucinaciones con juicio de realidad intacto o ilusiones auditivas, visuales o táctiles en ausencia de un delirium. *Juicio de realidad intacto* significa que la persona sabe que las alucinaciones están inducidas por la sustancia y no representan la realidad externa. Cuando las alucinaciones tienen lugar sin juicio de realidad intacto, se aconseja un diagnóstico de trastorno psicótico inducido por sustancias, con alucinaciones.

■ F15.3 Abstinencia de anfetamina [292.0]

A. Interrupción (o disminución) del consumo de anfetamina (o sustancias afines) después de su consumo prolongado y en grandes cantidades.

B. Estado de ánimo disfórico y dos (o más) de los siguientes cambios fisiológicos, que aparecen horas o días después del Criterio A:

    (1) fatiga
    (2) sueños vívidos, desagradables
    (3) insomnio o hipersomnia
    (4) aumento del apetito
    (5) retraso o agitación psicomotores

C. Los síntomas del Criterio B causan un malestar clínicamente significativo o un deterioro laboral o social, o de otras áreas importantes de la actividad del individuo.

D. Los síntomas no son debidos a enfermedad médica ni se explican mejor por la presencia de otro trastorno mental.

Trastornos relacionados con cafeína

Trastornos inducidos por cafeína

F15.00   Intoxicación por cafeína [305.90] (v. pág. 119)
F15.8   Trastorno de ansiedad inducido por cafeína [292.89] (v. pág. 213)
    Especificar si: De inicio durante la intoxicación
F15.8   Trastorno del sueño inducido por cafeína [292.89] (v. pág. 264)
    Especificar si: De inicio durante la intoxicación
F15.9   Trastorno relacionado con la cafeína no especificado [292.9]. La categoría de trastorno relacionado con la cafeí-

na no especificado se reserva para los trastornos por consumo de cafeína que no se pueden clasificar como uno de los trastornos listados anteriormente (v. Apéndice B del DSM-IV-TR)

■ F15.00 Intoxicación por cafeína [305.90]

A. Consumo reciente de cafeína, normalmente más de 250 mg (p. ej., más de 2-3 tazas de café).

B. Cinco (o más) de los siguientes signos, que aparecen durante o poco tiempo después del consumo de cafeína:

    (1) inquietud
    (2) nerviosismo
    (3) excitación
    (4) insomnio
    (5) rubefacción facial
    (6) diuresis
    (7) alteraciones digestivas
    (8) contracciones musculares
    (9) logorrea y pensamiento acelerado
   (10) taquicardia o arritmia cardíaca
   (11) sensación de infatigabilidad
   (12) agitación psicomotora

C. Los síntomas de criterio B causan un malestar clínicamente significativo o un deterioro laboral o social, o de otras áreas importantes de la actividad del individuo.

D. Los síntomas no son debidos a enfermedad médica ni se explican mejor por la presencia de otro trastorno mental (p. ej., un trastorno de ansiedad).

Trastornos relacionados con el Cannabis

TRASTORNOS POR CONSUMO DE *CANNABIS*

F12.2x   **Dependencia de *Cannabis* [304.30]** (v. criterios en pág. 99)
Especificar si: Con dependencia fisiológica/sin dependencia fisiológica
Especificar si: Remisión total temprana/remisión parcial temprana/remisión total sostenida/remisión parcial sostenida/en entorno controlado

F12.1   **Abuso de *Cannabis* [305.20]** (v. criterios en pág. 105)

TRASTORNOS INDUCIDOS POR *CANNABIS*

F12.00   **Intoxicación por *Cannabis* [292.89]** (v. pág. 121)
[Para CIE-9-MC *especificar si:* Con alteraciones perceptivas]

F12.04   **Intoxicación por *Cannabis*, con alteraciones perceptivas**

F12.03   **Delirium por intoxicación por *Cannabis* [292.81]** (v. pág. 76)

F12.51   **Trastorno psicótico inducido por *Cannabis*, con ideas delirantes [292.11]** (v. pág. 153)
Especificar si: De inicio durante la intoxicación

F12.52   **Trastorno psicótico inducido por *Cannabis*, con alucinaciones [292.12]** (v. pág. 153)
Especificar si: De inicio durante la intoxicación

F12.8   **Trastorno de ansiedad inducido por *Cannabis* [292.89]** (v. pág. 213)
Especificar si: De inicio durante la intoxicación

F12.9   **Trastorno relacionado con *Cannabis* no especificado [292.9].** La categoría trastorno relacionado con *Cannabis* no especificado se reserva para los trastornos relacionados con el consumo de *Cannabis* que no se pueden clasificar como unos de los trastornos listados anteriormente

◼ F12.00 Intoxicación por *Cannabis* [292.89]

A. Consumo reciente de *Cannabis*.

B. Cambios psicológicos o de comportamiento desadaptativos clíni-
    camente significativos (p. ej., deterioro de la coordinación moto-
    ra, euforia, ansiedad, sensación de que el tiempo transcurre lenta-
    mente, deterioro de la capacidad de juicio, retraimiento social)
    que aparecen durante o poco tiempo después del consumo de
    Cannabis.

C. Dos (o más) de los siguientes síntomas que aparecen a las 2 horas
    del consumo de *Cannabis*:

    (1) inyección conjuntival
    (2) aumento de apetito
    (3) sequedad de boca
    (4) taquicardia

D. Los síntomas no son debidos a enfermedad médica ni se explican
    mejor por la presencia de otro trastorno mental.

Especificar si:
   Con alteraciones perceptivas.   Este diagnóstico puede realizarse
      cuando los criterios coinciden con intoxicación por *Cannabis* y
      alucinaciones auditivas, visuales o táctiles, con juicio de realidad
      intacto, en ausencia de un delirium. *Juicio de realidad intacto* sig-
      nifica que el sujeto sabe que las alucinaciones son inducidas por
      la sustancia y no representan la realidad externa. Cuando las alu-
      cinaciones aparecen en ausencia de juicio de realidad intacto
      debe considerarse el diagnóstico de trastorno psicótico inducido
      por sustancias.

Trastornos relacionados con cocaína

TRASTORNOS POR CONSUMO DE COCAÍNA

F14.2x   **Dependencia de cocaína** [304.20] (v. criterios en pág. 99)
          Especificar si: Con dependencia fisiológica/sin dependencia
          fisiológica
          Especificar si: Con remisión total temprana/con remisión par-
          cial temprana/con remisión total sostenida/con remisión
          parcial sostenida/en entorno controlado
F14.1   **Abuso de cocaína** [305.60] (v. criterios en pág. 105)

TRASTORNOS INDUCIDOS POR COCAÍNA

F14.00   **Intoxicación por cocaína** [292.89] (v. pág. 123)
          [Para CIE-9-MC *especificar si:* Con alteraciones perceptivas]
F14.04   **Intoxicación por cocaína, con alteraciones perceptivas**
F14.3   **Abstinencia de cocaína** [292.0] (v. pág. 124)
F14.03   **Delirium por intoxicación por cocaína** [292.81]
          (v. pág. 76)
F14.51   **Trastorno psicótico inducido por cocaína, con ideas delirantes**
          [292.11] (v. pág. 153)
          Especificar si: De inicio durante la intoxicación
F14.52   **Trastorno psicótico inducido por cocaína, con alucinaciones**
          [292.12] (v. pág. 153)
          Especificar si: De inicio durante la intoxicación
F14.8   **Trastorno del estado de ánimo inducido por cocaína**
          [292.84] (v. pág. 181)
          Especificar si: De inicio durante la intoxicación/de inicio
          durante la abstinencia
F14.8   **Trastorno de ansiedad inducido por cocaína** [292.89]
          (v. pág. 213)
          Especificar si: De inicio durante la intoxicación de inicio/de
          inicio durante la abstinencia

F14.8   **Trastorno sexual inducido por cocaína [292.89]** (v. pág. 238)
Especificar si: De inicio durante la intoxicación

F14.8   **Trastorno del sueño inducido por cocaína [292.89]** (v. pág. 264)
Especificar si: De inicio durante la intoxicación/de inicio
durante la abstinencia

F14.9   **Trastorno relacionado con cocaína no especificado [292.9].**
La categoría de trastorno relacionado con cocaína no especificado se reserva para los trastornos asociados con el consumo de cocaína que no pueden clasificarse como uno de los
trastornos listados anteriormente

■ F14.00 Intoxicación por cocaína [292.89]

A.   Consumo reciente de cocaína.

B.   Cambios psicológicos o de comportamiento desadaptativos clínicamente significativos (p. ej., euforia o afectividad embotada; aumento de
la sociabilidad; hipervigilancia; sensibilidad interpersonal; ansiedad;
tensión o cólera; comportamientos estereotipados; deterioro de la
capacidad de juicio, o deterioro de la actividad laboral o social) que se
presentan durante, o poco tiempo después, del consumo de cocaína.

C.   Dos o más de los siguientes signos, que aparecen durante o poco
tiempo después del consumo de cocaína:

(1)   taquicardia o bradicardia
(2)   dilatación pupilar
(3)   aumento o disminución de la tensión arterial
(4)   sudación o escalofríos
(5)   náuseas o vómitos
(6)   pérdida de peso demostrable
(7)   agitación o retraso psicomotores
(8)   debilidad muscular, depresión respiratoria, dolor en el pecho
o arritmias cardíacas
(9)   confusión, crisis comiciales, discinesias, distonías o coma

D.   Los síntomas no se deben a enfermedad médica si se explican mejor por la presencia de otro trastorno mental

Especificar si:
Con alteraciones perceptivas.   Este diagnóstico puede realizarse cuando los criterios coinciden con intoxicación por cocaína y las alucinaciones auditivas, visuales o táctiles, con juicio de realidad intacto, o las ilusiones aparecen en ausencia de delirium. *Juicio de realidad intacto* significa que el sujeto sabe que las alucinaciones son inducidas por la sustancia y que no representan la realidad externa. Cuando las alucinaciones aparecen en ausencia de juicio de realidad intacto debe considerarse el diagnóstico de trastorno psicótico inducido por sustancias con alucinaciones.

■ F14.3 Abstinencia de cocaína [292.0]

A.   Interrupción (o disminución) del consumo prolongado de abundantes cantidades de cocaína.

B.   Estado de ánimo disfórico y dos (o más) de los siguientes cambios fisiológicos que aparecen pocas horas o días después del Criterio A:

(1)   fatiga
(2)   sueños vívidos y desagradables
(3)   insomnio o hipersomnia
(4)   aumento del apetito
(5)   retraso o agitación psicomotores

C.   Los síntomas del Criterio B causan un malestar clínicamente significativo o un deterioro de la actividad laboral, social o de otras áreas importantes de la actividad del sujeto.

D.   Los síntomas no son debidos a enfermedad médica ni se explican mejor por la presencia de otro trastorno mental.

Trastornos relacionados con fenciclidina (o sustancias de acción similar)

Trastornos por consumo de fenciclidina

F19.2x **Dependencia de fenciclidina [304.60]** (v. criterios en pág. 99)
Especificar si: Remisión total temprana/remisión parcial temprana/remisión total sostenida/remisión parcial sostenida/en entorno controlado

F19.1 **Abuso de fenciclidina [305.90]** (v. criterios en pág. 105)

Trastornos inducidos por fenciclidina

F19.00 **Intoxicación por fenciclidina [292.89]** (v. pág. 126)
[Para CIE-9-MC *especificar si:* Con alteraciones perceptivas]

F19.04 **Intoxicación por fenciclidina, con alteraciones perceptivas**

F19.03 **Delirium por intoxicación por fenciclidina [292.81]** (v. pág. 76)

F19.51 **Trastorno psicótico inducido por fenciclidina, con ideas delirantes [292.11]** (v. pág. 153)
Especificar si: De inicio durante la intoxicación

F19.52 **Trastorno psicótico inducido por fenciclidina, con alucinaciones [292.12]** (v. pág. 153)
Especificar si: De inicio durante la intoxicación

F19.8 **Trastorno del estado de ánimo inducido por fenciclidina [292.84]** (v. pág. 181)
Especificar si: De inicio durante la intoxicación

F19.8 **Trastorno de ansiedad inducido por fenciclidina [292.89]** (v. pág. 213)
Especificar si: De inicio durante la intoxicación

F19.9   Trastorno relacionado con la fenciclidina no especificado [292.9]. La categoría de trastorno relacionado con la fenciclidina no especificado se reserva para los trastornos asociados con el consumo de fenciclidina que no pueden clasificarse como uno de los trastornos listados anteriormente

◼ F19.00 Intoxicación por fenciclidina [292.89]

A. Consumo reciente de fenciclidina (o una sustancia de acción similar).

B. Cambios psicológicos de comportamiento desadaptativos clínicamente significativos (p. ej., beligerancia, heteroagresividad, impulsividad, comportamiento imprevisible, agitación psicomotora, deterioro de la capacidad de juicio o del rendimiento laboral o social) que aparecen durante o poco tiempo después del consumo de fenciclidina.

C. Dos (o más) de los siguientes signos que aparecen en la primera hora después del consumo de la sustancia (o antes si es fumada, aspirada o inyectada por vía intravenosa):

   (1) nistagmo horizontal o vertical
   (2) hipertensión o taquicardia
   (3) obnubilación o disminución de la sensibilidad al dolor
   (4) ataxia
   (5) disartria
   (6) rigidez muscular
   (7) crisis convulsivas o coma
   (8) hiperacusia

D. Los síntomas no se deben a enfermedad médica ni se explican mejor por la presencia de otro trastorno mental.

Especificar si:

Con alteraciones perceptivas. Este diagnóstico puede realizarse cuando los criterios coinciden intoxicación por fenciclidina y las alucinaciones con juicio de realidad intacto o las ilusiones táctiles, visuales o auditivas aparecen en ausencia de delirium. *Juicio de realidad intacto* quiere decir que la persona reconoce que la alucinación está producida por la sustancia y no representa una realidad externa. Cuando aparecen alucinaciones sin juicio de realidad intacto, debe considerarse el diagnóstico de trastorno psicótico inducido por sustancias, con alucinaciones.

Trastornos relacionados con inhalantes

TRASTORNOS POR CONSUMO DE INHALANTES

F18.2x   **Dependencia de inhalantes [304.60]**
(v. criterios en pág. 99)
Especificar si: Remisión total temprana/remisión parcial temprana/remisión total sostenida/remisión parcial sostenida/en entorno controlado

F18.1   **Abuso de inhalantes [305.90]** (v. criterios en pág. 105)

TRASTORNOS INDUCIDOS POR INHALANTES

F18.00   **Intoxicación por inhalantes [292.89]** (v. pág. 128)
F18.03   **Delirium por intoxicación por inhalantes [292.81]** (v. pág. 76)

F18.73   **Demencia persistente inducida por inhalantes** [292.82]
         (v. pág. 84)

F18.51   **Trastorno psicótico inducido por inhalantes, con ideas deli-
         rantes** [292.11] (v. pág. 153)
         Especificar si: De inicio durante toda la intoxicación

F18.52   **Trastorno psicótico inducido por inhalantes, con alucina-
         ciones** [292.12] (v. pág. 153)
         Especificar si: De inicio durante la intoxicación

F18.8   **Trastorno del estado de ánimo inducido por inhalantes**
         [292.84] (v. pág. 181)
         Especificar si: De inicio durante la intoxicación

F18.8   **Trastorno de ansiedad inducido por inhalantes** [292.89]
         (v. pág. 213)
         Especificar si: De inicio durante la intoxicación

F18.9   **Trastorno relacionado con inhalantes no especificado**
         [292.9]. La categoría de trastorno relacionado con inhalantes
         no especificado se reserva para los trastornos asociados con
         el consumo de inhalantes que no son clasificables como uno
         de los trastornos listados anteriormente

■ F18.00 Intoxicación por inhalantes [292.89]

A.   Consumo reciente intencionado o breve exposición a dosis altas de
     inhalantes volátiles (excluyendo los gases anestésicos y los vasodila-
     tadores de acción corta).

B.   Cambios psicológicos o de comportamiento desadaptativos clíni-
     camente significativos (beligerancia, violencia, apatía, deterioro del
     juicio, deterioro de las actividades social o laboral) que aparecen
     durante o poco tiempo después del consumo o exposición a inha-
     lantes volátiles.

C. Dos (o más) de los siguientes signos, que aparecen durante o poco tiempo después del consumo o exposición a inhalantes:

(1) mareo
(2) nistagmo
(3) incoordinación
(4) lenguaje farfullante
(5) marcha inestable
(6) letargia
(7) disminución de los reflejos
(8) retraso psicomotor
(9) temblores
(10) debilidad muscular generalizada
(11) visión borrosa o diplopía
(12) estupor o coma
(13) euforia

D. Estos síntomas no son debidos a enfermedad médica ni se explican mejor por la presencia de otro trastorno mental.

Trastornos relacionados con la nicotina

Trastorno por consumo de nicotina

F17.2x **Dependencia de nicotina** [305.1] (v. criterios en pág. 99)
Especificar si: Con dependencia fisiológica/sin dependencia fisiológica
Especificar si: Remisión total temprana/remisión parcial temprana/remisión total sostenida/remisión parcial sostenida

TRASTORNOS INDUCIDOS POR NICOTINA

F17.3   **Abstinencia de nicotina [292.0]** (v. criterios a continuación)

F17.9   **Trastorno relacionado con nicotina no especificado [292.9].**
La categoría de trastorno relacionado con nicotina no especificado se reserva para los trastornos asociados al consumo de
nicotina que no se pueden clasificar como uno de los trastornos
listados anteriormente

■ F17.3 Abstinencia de nicotina [292.0]

A.   Consumo de nicotina durante al menos algunas semanas.

B.   Interrupción brusca o disminución de la cantidad de nicotina consumida, seguida a las 24 horas por cuatro (o más) de los siguientes
signos:

(1)   estado de ánimo disfórico o depresivo
(2)   insomnio
(3)   irritabilidad, frustración o ira
(4)   ansiedad
(5)   dificultades de concentración
(6)   inquietud
(7)   disminución de la frecuencia cardíaca
(8)   aumento del apetito o del peso

C.   Los síntomas del Criterio B provocan un malestar clínicamente significativo o deterioro social, laboral o de otras áreas importantes de
la actividad del individuo.

D.   Los síntomas no se deben a enfermedad médica ni se explican
mejor por la presencia de otro trastorno mental.

Trastornos relacionados con opiáceos

TRASTORNOS POR CONSUMO DE OPIÁCEOS

F11.2x	**Dependencia de opiáceos [304.00]** (v. criterios en pág. 99)
	Especificar si: Con dependencia fisiológica/sin dependencia fisiológica
	Especificar si: remisión total temprana/remisión parcial temprana/remisión total sostenida/remisión parcial sostenida/en entorno controlado/leve/moderada/grave
F11.1	**Abuso de opiáceos [305.50]** (v. criterios en pág. 105)

TRASTORNOS INDUCIDOS POR OPIÁCEOS

F11.00	**Intoxicación por opiáceos [292.89]** (v. pág. 132)
	[Para CIE-9-MC *especificar si:* Con alteraciones perceptivas]
F11.04	**Intoxicación por opiáceos, con alteraciones perceptivas**
F11.3	**Abstinencia de opiáceos [292.0]** (v. pág. 133)
F11.03	**Delirium por intoxicación por opiáceos [292.81]** (v. pág. 76)
F11.51	**Trastorno psicótico inducido por opiáceos, con ideas delirantes [292.11]** (v. pág. 153)
	Especificar si: De inicio durante la intoxicación
F11.52	**Trastorno psicótico inducido por opiáceos, con alucinaciones [292.12]** (v. pág. 153)
	Especificar si: De inicio durante la intoxicación
F11.8	**Trastorno del estado de ánimo inducido por opiáceos [292.84]** (v. pág. 181)
	Especificar si: De inicio durante la intoxicación
F11.8	**Trastorno sexual inducido por opiáceos [292.89]** (v. pág. 238)
	Especificar si: De inicio durante la intoxicación

F11.8   Trastorno del sueño inducido por opiáceos [292.89]
          (v. pág. 264)
          Especificar si: De inicio durante la intoxicación/de inicio
          durante la abstinencia
F11.9   Trastorno relacionado con opiáceos no especificado [292.9].
          La categoría de trastorno relacionado con opiáceos no especi-
          ficado se reserva para trastornos asociados con el consumo
          de opiáceos no clasificables como uno de los trastornos lista-
          dos anteriormente

■ F11.00 Intoxicación por opiáceos [292.89]

A. Consumo reciente de un opiáceo.

B. Cambios psicológicos o de comportamiento desadaptativos clíni-
    camente significativos (p. ej., euforia inicial seguida de apatía, dis-
    foria, agitación o inhibición psicomotoras, alteración de la capaci-
    dad de juicio, o deterioro social o laboral) que aparecen durante o
    poco tiempo después del consumo de opiáceos.

C. Miosis (o midriasis por anoxia en la intoxicación grave) y uno (o
    más) de los siguientes signos, que aparecen durante o poco tiempo
    después del consumo de opiáceos:

    (1)   somnolencia o coma
    (2)   lenguaje farfullante
    (3)   deterioro de la atención o de la memoria

D. Los síntomas no son debidos a una enfermedad médica ni se expli-
    can mejor por la presencia de otro trastorno mental.

Especificar si:

Con alteraciones perceptivas. Este diagnóstico puede realizar-se en las raras ocasiones en que los criterios coinciden con intoxicación por opiáceos y aparecen en ausencia de delirium, alucinaciones con juicio de realidad intacto o ilusiones auditivas, visuales o táctiles. *Juicio de realidad intacto* quiere decir que la persona es consciente de que las alucinaciones están producidas por la sustancia y no son la representación de una realidad externa. Cuando las alucinaciones aparecen sin juicio de realidad intacto, debe considerarse el diagnóstico de trastorno psicótico inducido por sustancias, con alucinaciones.

■ F11.3 Abstinencia de opiáceos [292.0]

A. Alguna de las siguientes posibilidades:

(1) interrupción (o disminución) de un consumo abundante y prolongado (varias semanas o más) de opiáceos
(2) administración de un antagonista opiáceo después de un período de consumo de opiáceos

B. Tres (o más) de los siguientes signos y síntomas, que aparecen de pocos minutos a varios días después del Criterio A:

(1) humor disfórico
(2) náuseas o vómitos
(3) dolores musculares
(4) lagrimeo o rinorrea
(5) dilatación pupilar, piloerección o sudación
(6) diarrea
(7) bostezos

(8)   fiebre

(9)   insomnio

C.   Los síntomas del Criterio B provocan malestar clínicamente significativo o deterioro social, laboral o de otras áreas importantes de la actividad del individuo.

D.   Los síntomas no son debidos a enfermedad médica ni se explican mejor por la presencia de otro trastorno mental.

Trastornos relacionados con sedantes, hipnóticos o ansiolíticos

Trastornos por consumo de sedantes, hipnóticos o ansiolíticos

F13.2   **Dependencia de sedantes, hipnóticos o ansiolíticos [304.10]** (v. criterios en pág. 99)
Especificar si: Con dependencia fisiológica/sin dependencia fisiológica.
Especificar si: Remisión total temprana/remisión parcial temprana/remisión total sostenida/remisión parcial sostenida/en entorno controlado

F13.1   **Abuso de sedantes, hipnóticos o ansiolíticos [305.40]** (v. criterios en pág. 105)

Trastornos inducidos por sedantes, hipnóticos o ansiolíticos

F13.00   **Intoxicación por sedantes, hipnóticos o ansiolíticos [292.89]** (v. pág. 136)

F13.3   Abstinencia de sedantes, hipnóticos o ansiolíticos [292.0] (v. pág. 137)
Especificar si: Con alteraciones perceptivas

F13.03   Delirium por intoxicación por sedantes, hipnóticos o ansiolíticos [292.81] (v. pág. 76)

F13.4   Delirium por abstinencia de sedantes, hipnóticos o ansiolíticos [292.81] (v. pág. 77)

F13.73   Demencia persistente inducida por sedantes, hipnóticos o ansiolíticos [292.82] (v. pág. 84)

F13.6   Trastorno amnésico persistente inducido por sedantes, hipnóticos o ansiolíticos [292.83] (v. pág. 88)

F13.51   Trastorno psicótico inducido por sedantes, hipnóticos o ansiolíticos, con ideas delirantes [292.11] (v. pág. 153)
Especificar si: De inicio durante la intoxicación/de inicio durante la abstinencia

F13.52   Trastorno psicótico inducido por sedantes, hipnóticos o ansiolíticos, con alucinaciones [292.12] (v. pág. 153)
Especificar si: De inicio durante la intoxicación/de inicio durante la abstinencia

F13.8   Trastorno del estado de ánimo inducido por sedantes, hipnóticos o ansiolíticos [292.84] (v. pág. 181)
Especificar si: De inicio durante la intoxicación/de inicio durante la abstinencia

F13.8   Trastorno de ansiedad inducido por sedantes, hipnóticos o ansiolíticos [292.89] (v. pág. 213)
Especificar si: De inicio durante la intoxicación/de inicio durante la abstinencia

F13.8   Trastorno sexual inducido por sedantes, hipnóticos o ansiolíticos [292.89] (v. pág. 238)
Especificar si: De inicio durante la intoxicación

F13.8   Trastorno del sueño inducido por sedantes, hipnóticos o ansiolíticos [292.89] (v. pág. 264)
Especificar si: De inicio durante la intoxicación/de inicio durante la abstinencia

F13.9   Trastorno relacionado con sedantes, hipnóticos o ansiolíticos no especificado [292.9]. Esta categoría se reserva para los trastornos asociados con el consumo de sedantes, hipnóticos o ansiolíticos no clasificables como uno de los trastornos listados anteriormente

---

▣ F13.00 Intoxicación por sedantes, hipnóticos o ansiolíticos [292.89]

A. Consumo reciente de sedantes, hipnóticos o ansiolíticos.

B. Cambios psicológicos o de comportamiento desadaptativos clínicamente significativos (p. ej., comportamiento sexual inapropiado o comportamiento agresivo, labilidad del estado de ánimo, deterioro de la capacidad de juicio, deterioro de la actividad laboral o social) que aparecen durante o poco tiempo después del consumo de sedantes, hipnóticos o ansiolíticos.

C. Uno (o más) de los siguientes signos, que aparecen durante o poco tiempo después del consumo de sedantes, hipnóticos o ansiolíticos:

   (1)   lenguaje farfullante
   (2)   incoordinación
   (3)   marcha inestable
   (4)   nistagmo
   (5)   deterioro de la atención o de la memoria
   (6)   estupor o coma

D. Los síntomas no se deben a enfermedad médica ni se explican mejor por la presencia de otro trastorno mental.

■ F13.3 Abstinencia de sedantes, hipnóticos o ansiolíticos [292.0]

A. Interrupción (o disminución) de un consumo abundante y prolongado de sedantes, hipnóticos o ansiolíticos.

B. Dos (o más) de los siguientes signos, que aparecen entre algunas horas o días después del Criterio A:

(1) hiperactividad autonómica (p. ej., sudación o más de 100 pulsaciones)
(2) aumento del temblor de manos
(3) insomnio
(4) náuseas o vómitos
(5) alucinaciones visuales, táctiles o auditivas transitorias, o ilusiones
(6) agitación psicomotora
(7) ansiedad
(8) crisis comiciales de gran mal (crisis epilépticas)

C. Los síntomas del criterio B provocan un malestar clínicamente significativo o deterioro social, laboral o de otras áreas importantes de la actividad del individuo.

D. Los síntomas no son debidos a enfermedad médica ni se explican mejor por la presencia de otro trastorno mental.

Especificar si:

Con alteraciones perceptivas.   Esta especificación debe anotarse cuando, en ausencia de delirium, aparecen alucinaciones visuales, táctiles o auditivas, con juicio de realidad intacto. *Juicio de realidad intacto* quiere decir que la persona es consciente de que las alucinaciones están producidas por la sustancia y no son la representación de una realidad externa. Cuando las alucinaciones aparecen en ausencia de juicio de realidad intacto, debe considerarse el diagnóstico de trastorno psicótico inducido por sustancias, con alucinaciones.

Trastorno relacionado con varias sustancias

■ F19.2x Dependencia de varias sustancias [304.80]

Este diagnóstico se reserva para aquellos casos en los que durante un período de tiempo de 12 meses el sujeto consume repetidamente como mínimo tres grupos de sustancias (la cafeína y la nicotina no se incluyen) sin que predomine una sustancia sobre otra. Además, durante este período de tiempo, los criterios diagnósticos se cumplen para la dependencia de sustancias como grupo, pero no de una sustancia específica. Por ejemplo a un individuo que, durante el mismo período de 12 meses, pierde el trabajo por consumo excesivo de alcohol, continúa consumiendo cocaína a pesar de padecer depresiones graves tras noches de consumo elevado, y se muestra incapaz de cumplir los límites autoimpuestos respecto al consumo de codeína, se le puede diagnosticar dependencia de varias sustancias. En este caso, aunque los problemas asociados con el consumo de una sola sustancia no eran lo suficientemente generales como para justificar el diagnóstico de dependencia, el consumo global de sustancias alteró de modo significativo el funcionamiento del individuo, justificando así el diagnóstico de dependencia de varias sustancias. Un patrón de este tipo puede observarse, por ejemplo, cuando el consumo de sustancias es altamente prevalente, pero las sustancias de elección varían con frecuencia. En aquellas situaciones en las que existen problemas asociados a múltiples sustancias y se cumplen criterios para más de un trastorno relacionado con sustancias (p. ej., dependencia de cocaína, dependencia de alcohol y dependencia de *Cannabis*), debería realizarse cada diagnóstico por separado.

> *Especificar si:* Con dependencia fisiológica/sin dependencia fisiológica.
> *Especificar si:* Remisión total temprana/remisión parcial temprana/remisión total sostenida/remisión parcial sostenida/en entorno controlado/leve/moderada/grave

Trastornos relacionados con otras sustancias (o desconocidas)

La categoría de trastornos relacionados con otras sustancias (o desconocidas) se reserva para clasificar los trastornos relacionados con sustancias que no se han mencionado. Ejemplos de estas sustancias serían los esteroides anabolizantes, los nitritos inhalados *(poppers)*, el óxido nitroso, medicamentos adquiridos sin receta o prescritos que no se han mencionado en las 11 categorías (p. ej., cortisol, antihistamínicos, benzotropina) y otras sustancias que tienen efectos psicoactivos. Además, esta categoría puede usarse cuando la sustancia específica es desconocida (p. ej., una intoxicación por un frasco de pastillas sin etiquetar). En las páginas 107-108 se encuentra una exposición de cómo codificar los trastornos relacionados con los medicamentos.

TRASTORNO POR CONSUMO DE OTRAS SUSTANCIAS (O DESCONOCIDAS)

F19.2x   **Dependencia de otras sustancias (o desconocidas) [304.90]**
(v. criterios en pág. 99)
Especificar si: Con dependencia fisiológica/sin dependencia fisiológica

Especificar si: Remisión total temprana/remisión parcial temprana/remisión total sostenida/remisión parcial sostenida/en entorno controlado/leve/moderada/grave

F19.1   **Abuso de otras sustancias (o desconocidas) [305.90]** (v. pág. 105)

TRASTORNOS INDUCIDOS POR OTRAS SUSTANCIAS (O DESCONOCIDAS)

F19.00   **Intoxicación por otras sustancias (o desconocidas) [292.89]** (v. pág. 106)
          [Para CIE-9-MC *especificar si*: Con alteraciones perceptivas]

F19.04   **Intoxicación por otras sustancias (o desconocidas), con alteraciones perceptivas**

F19.3   **Abstinencia de otras sustancias (o desconocidas) [292.0]** (v. pág. 107)
          Especificar si: Con alteraciones perceptivas

F19.03   **Delirium inducido por otras sustancias (o desconocidas) [292.81]** (v. pág. 76)

F19.4   **Delirium inducido por otras sustancias (o desconocidas), de inicio durante la abstinencia**

F19.73   **Demencia persistente inducida por otras sustancias (o desconocidas) [292.82]** (v. pág. 84)

F19.6   **Trastorno amnésico persistente inducido por otras sustancias (o desconocidas) [292.83]** (v. pág. 88)

F19.51   **Trastorno psicótico inducido por otras sustancias (o desconocidas), con ideas delirantes [292.11]** (v. pág. 153)
          Especificar si: De inicio durante la intoxicación/de inicio durante la abstinencia

F19.52   **Trastorno psicótico inducido por otras sustancias (o desconocidas) con alucinaciones [292.12]** (v. pág. 153)
          Especificar si: De inicio durante la intoxicación/de inicio durante la abstinencia

F19.8   **Trastorno del estado de ánimo inducido por otras sustancias (o desconocidas) [292.84]** (v. pág. 181)

F19.8   **Trastorno de ansiedad inducido por otras sustancias (o desconocidas) [292.89]** (v. pág. 213)
Especificar si: De inicio durante la intoxicación/de inicio durante la abstinencia

F19.8   **Trastorno sexual inducido por otras sustancias (o desconocidas) [292.89]** (v. pág. 238)
Especificar si: De inicio durante la intoxicación/de inicio durante la abstinencia

F19.8   **Trastorno del sueño inducido por otras sustancias (o desconocidas) [292.89]** (v. pág. 264)
Especificar si: De inicio durante la intoxicación/de inicio durante la abstinencia

F19.9   **Trastorno relacionado con otras sustancias (o desconocidas) no especificado [292.9]**

ESQUIZOFRENIA
Y OTROS TRASTORNOS PSICÓTICOS

▓ Esquizofrenia

A. *Síntomas característicos:* dos (o más) de los siguientes, cada uno de ellos presente durante una parte significativa de un período de 1 mes (o menos si ha sido tratado con éxito):

  (1)   ideas delirantes
  (2)   alucinaciones
  (3)   lenguaje desorganizado (p. ej., descarrilamiento frecuente o incoherencia)
  (4)   comportamiento catatónico o gravemente desorganizado
  (5)   síntomas negativos, por ejemplo, aplanamiento afectivo, alogia o abulia

  Nota.   Sólo se requiere un síntoma del Criterio A si las ideas delirantes son extrañas, o si las ideas delirantes consisten en una voz que comenta continuamente los pensamientos o el comportamiento del sujeto, o si dos o más voces conversan entre ellas.

B. *Disfunción social/laboral:* Durante una parte singificativa del tiempo desde el inicio de la alteración, una o más áreas importantes de actividad, como son el trabajo, las relaciones interpersonales o el cuidado de uno mismo, están claramente por debajo del nivel previo al inicio del trastorno (o, cuando el inicio es en la infancia o adolescencia, fracaso en cuanto a alcanzar el nivel esperable de rendimiento interpersonal, académico o laboral).

C. *Duración:* Persisten signos continuos de la alteración durante al menos 6 meses. Este período de 6 meses debe incluir al menos 1 mes de síntomas que cumplan el Criterio A (o menos si se ha tratado con éxito) y puede incluir los períodos de síntomas prodrómicos y residuales. Durante estos períodos prodrómicos o residuales, los signos de la alteración pueden manifestarse sólo por síntomas negativos o por dos o más síntomas de la lista del Criterio A, presentes de forma atenuada (p. ej., creencias raras, experiencias perceptivas no habituales).

D. *Exclusión de los trastornos esquizoafectivo y del estado de ánimo:* El trastorno esquizoafectivo y el trastorno del estado de ánimo con síntomas psicóticos se han descartado debido a: 1) no ha habido ningún episodio depresivo mayor, maníaco o mixto concurrente con los síntomas de la fase activa; o 2) si los episodios de alteración anímica han aparecido durante los síntomas de la fase activa, su duración total ha sido breve en relación con la duración de los períodos activo y residual.

E. *Exclusión de consumo de sustancias y de enfermedad médica:* El trastorno no es debido a los efectos fisiológicos directos de alguna sustancia (p. ej., una droga de abuso, un medicamento) o de una enfermedad médica.

F. *Relación con un trastorno generalizado del desarrollo:* Si hay historia de trastorno autista o de otro trastorno generalizado del desarrollo, el diagnóstico adicional de esquizofrenia sólo se realizará si las ideas delirantes o las alucinaciones también se mantienen durante al menos 1 mes (o menos si se han tratado con éxito).

Subtipos de esquizofrenia

Los subtipos de esquizofrenia están definidos por la sintomatología predominante en el momento de la evaluación.

■ F20.0x Tipo paranoide [295.30]

Un tipo de esquizofrenia en el que se cumplen los siguientes criterios:

A.   Preocupación por una o más ideas delirantes o alucinaciones auditivas frecuentes.

B.   No hay lenguaje desorganizado, ni comportamiento catatónico o desorganizado, ni afectividad aplanada o inapropiada.

■ F20.0x Tipo desorganizado [295.10]

Un tipo de esquizofrenia en el que se cumplen los siguientes criterios:

A.   Predominan:

   (1)   lenguaje desorganizado
   (2)   comportamiento desorganizado
   (3)   afectividad aplanada o inapropiada

B.   No se cumplen los criterios para el tipo catatónico.

■ F20.2x Tipo catatónico [295.20]

Un tipo de esquizofrenia en el que el cuadro clínico está dominado por al menos dos de los siguientes síntomas:

   (1)   inmovilidad motora manifestada por catalepsia (incluida la flexibilidad cérea) o estupor

(2)   actividad motora excesiva (que aparentemente carece de propósito y no está influida por estímulos externos)

(3)   negativismo extremo (resistencia aparentemente inmotivada a todas las órdenes o mantenimiento de una postura rígida en contra de los intentos de ser movido) o mutismo

(4)   peculiaridades del movimiento voluntario manifestadas por la adopción de posturas extrañas (adopción voluntaria de posturas raras o inapropiadas), movimientos estereotipados, manierismos marcados o muecas llamativas

(5)   ecolalia o ecopraxia

■ F20.3x Tipo indiferenciado [295.90]

Un tipo de esquizofrenia en que están presentes los síntomas del Criterio A, pero que no cumple los criterios para el tipo paranoide, desorganizado o catatónico.

■ F20.5x Tipo residual [295.60]

Un tipo de esquizofrenia en el que se cumplen los siguientes criterios:

A.   Ausencia de ideas delirantes, alucinaciones, lenguaje desorganizado y comportamiento catatónico o gravemente desorganizado.

B.   Hay manifestaciones continuas de la alteración, como lo indica la presencia de síntomas negativos o de dos o más síntomas de los enumerados en el Criterio A para la esquizofrenia, presentes de una forma atenuada (p. ej., creencias raras, experiencias perceptivas no habituales).

CLASIFICACIÓN DEL CURSO LONGITUDINAL DE LA ESQUIZOFRENIA

Pueden utilizarse las siguientes especificaciones para indicar las características del curso de los síntomas de la esquizofrenia a lo largo del tiempo.

.x2 Episódico con síntomas residuales interepisódicos. Esta especificación se aplica cuando el curso se caracteriza por episodios en los que se cumple el Criterio A para la esquizofrenia y en los que hay síntomas residuales clínicamente significativos entre los episodios. **Con síntomas negativos acusados** puede añadirse si hay síntomas negativos acusados durante estos períodos residuales.

.x3 Episódico sin síntomas residuales interepisódicos. Esta especificación se aplica cuando el curso se caracteriza por episodios en los que se cumple el Criterio A para la esquizofrenia y en los que no hay síntomas residuales clínicamente significativos entre los episodios.

.x0 Continuo. Esta especificación se aplica cuando los síntomas característicos del Criterio A se cumplen a lo largo de todo (o casi todo) el curso. Puede añadirse **con síntomas negativos acusados** si también hay síntomas negativos acusados.

.x4 Episodio único en remisión parcial. Esta especificación se aplica cuando ha habido un episodio único en el que se ha cumplido el Criterio A para la esquizofrenia y han persistido síntomas residuales clínicos significativos. Puede añadirse **con síntomas negativos acusados** si estos síntomas residuales incluyen síntomas negativos acusados.

.x5 Episodio único en remisión total. Esta especificación se aplica cuando ha habido un episodio único en el que se ha cumplido el Criterio A para la esquizofrenia y no quedan síntomas residuales clínicamente significativos.

.x8 Otro patrón o no especificado. Esta especificación se utiliza cuando hay otro patrón de curso o si es no especificado.

.x9 Menos de 1 año desde el inicio de los primeros síntomas de fase activa.

■ F20.8 Trastorno esquizofreniforme [295.40]

A. Se cumplen los Criterios A, D y E para la esquizofrenia.

B. Un episodio del trastorno (incluidas las fases prodrómica, activa y residual) dura al menos 1 mes, pero menos de 6 meses. (Cuando el diagnóstico debe hacerse sin esperar a la remisión, se calificará como «provisional».)

Especificar si:
Sin características de buen pronóstico
Con características de buen pronóstico: indicadas por dos (o más) de los siguientes ítems:

(1) inicio de síntomas psicóticos acusados dentro de las primeras 4 semanas del primer cambio importante en el comportamiento o en la actividad habitual
(2) confusión o perplejidad a lo largo del episodio psicótico
(3) buena actividad social y laboral premórbida
(4) ausencia de aplanamiento o embotamiento afectivos

■ F25.x Trastorno esquizoafectivo [295.70]

A. Un período continuo de enfermedad durante el que se presenta en algún momento un episodio depresivo mayor, maníaco o mixto, simultáneamente con síntomas que cumplen el Criterio A para la esquizofrenia.

Nota. El episodio depresivo mayor debe incluir el Criterio A1: estado de ánimo depresivo.

B. Durante el mismo período de enfermedad ha habido ideas delirantes o alucinaciones durante al menos 2 semanas en ausencia de síntomas afectivos acusados.

C. Los síntomas que cumplen los criterios para un episodio de alteración del estado de ánimo están presentes durante una parte sustancial
del total de la duración de las fases activa y residual de la enfermedad.

D. La alteración no es debida a los efectos fisiológicos directos de alguna sustancia (p. ej., una droga de abuso o un medicamento) o a
enfermedad médica.

Codificación basada en tipo:

.0 **Tipo bipolar:** si la alteración incluye un episodio maníaco o
mixto (o un episodio maníaco o mixto y episodios depresivos
mayores)

.1 **Tipo depresivo:** si la alteración sólo incluye episodios depresivos mayores

---

■ F22.0 Trastorno delirante [297.1]

A. Ideas delirantes no extrañas (p. ej., que implican situaciones que
ocurren en la vida real, como ser seguido, envenenado, infectado,
amado a distancia o engañado por el cónyuge o amante, o tener
una enfermedad) de por lo menos 1 mes de duración.

B. Nunca se ha cumplido el Criterio A para la esquizofrenia. **Nota:** En
el trastorno delirante puede haber alucinaciones táctiles u olfato-
rias si están relacionadas con el tema delirante.

C. Excepto por el impacto directo de las ideas delirantes o sus ramifi-
caciones, la actividad psicosocial no está deteriorada de forma significativa y el comportamiento no es raro ni extraño.

D. Si se han producido episodios afectivos simultáneamente a las ideas delirantes, su duración total ha sido breve en relación con la
duración de los períodos delirantes.

E. La alteración no es debida a los efectos fisiológicos directos de algu-
    na sustancia (p. ej., una droga o un medicamento) o a enfermedad
    médica.

Especificar tipo (se asignan los siguientes tipos en base al tema delirante
    que predomine):
    Tipo erotomaníaco: ideas delirantes de que otra persona, en gene-
        ral de un *status* superior, está enamorada del sujeto
    Tipo de grandiosidad: ideas delirantes de exagerado valor, poder,
        conocimientos, identidad, o relación especial con una divini-
        dad o una persona famosa
    Tipo celotípico: ideas delirantes de que el compañero sexual es infiel
    Tipo persecutorio: ideas delirantes de que la persona (o alguien
        próximo a ella) está siendo perjudicada de alguna forma
    Tipo somático: ideas delirantes de que la persona tiene algún
        defecto físico o una enfermedad médica
    Tipo mixto: ideas delirantes características de más de uno de los
        tipos anteriores, pero sin predominio de ningún tema
    Tipo no especificado

■ F23.8x Trastorno psicótico breve [298.8]

A. Presencia de uno (o más) de los síntomas siguientes:

    (1) ideas delirantes
    (2) alucinaciones
    (3) lenguaje desorganizado (p. ej., disperso o incoherente)
    (4) comportamiento catatónico o gravemente desorganizado

    Nota. No incluir un síntoma si es un patrón de respuesta culturalmente admitido.

B. La duración de un episodio de la alteración es de al menos 1 día,
    pero inferior a 1 mes, con retorno completo al nivel premórbido de
    actividad.

C. La alteración no es atribuible a un trastorno del estado de ánimo con síntomas psicóticos, a un trastorno esquizoafectivo o a esquizofrenia y no es debido a los efectos fisiológicos directos de una sustancia (p. ej., una droga, un medicamento) o de una enfermedad médica.

Codificación basada en tipo:

.81 **Con desencadenante(s) grave(s)** (psicosis reactiva breve): si los síntomas psicóticos se presentan poco después y en aparente respuesta a uno o más acontecimientos que, solos o en conjunto, serían claramente estresantes para cualquier persona en circunstancias parecidas y en el mismo contexto cultural

.80 **Sin desencadenante(s) grave(s):** si los síntomas psicóticos no se presentan poco después o no parecen una respuesta a acontecimientos que serían claramente estresantes para cualquier persona en circunstancias parecidas y en el mismo contexto cultural

De inicio en el posparto: si el inicio se produce en las primeras 4 semanas del posparto

■ F24 Trastorno psicótico compartido [297.3]

A. Se desarrolla una idea delirante en un sujeto en el contexto de una relación estrecha con otra(s) persona(s) que ya tiene(n) una idea delirante establecida.

B. La idea delirante es parecida en su contenido a la de la persona que ya tenía la idea delirante.

C. La alteración no se explica mejor por la presencia de otro trastorno psicótico (p. ej., esquizofrenia) o de un trastorno del estado de ánimo con síntomas psicóticos, y no es debida a los efectos fisiológicos directos de alguna sustancia (p. ej., una droga, un medicamento) o a una enfermedad médica.

■ F06.x Trastorno psicótico debido a... *(indicar enfermedad médica)* [293.xx]

A. Alucinaciones o ideas delirantes acusadas.

B. A partir de la historia clínica, la exploración física o las pruebas de laboratorio, hay pruebas de que la alteración es un efecto fisiológico directo de una enfermedad médica.

C. La alteración no se explica mejor por la presencia de otro trastorno mental.

D. La alteración no aparece exclusivamente en el transcurso de un delirium.

Código basado en el síntoma predominante:
    .2   **Con ideas delirantes:** si predominan las ideas delirantes
    .0   **Con alucinaciones:** si predominan las alucinaciones

Nota de codificación.   Se debe incluir el nombre de la enfermedad médica en el Eje I, por ejemplo, F06.2 Trastorno psicótico debido a neoplasia pulmonar maligna, con ideas delirantes [293.81]; codificar también la enfermedad médica en el Eje III.

Nota de codificación.   Si las ideas delirantes forman parte de una demencia vascular, indicarlas codificando el subtipo adecuado, por ejemplo, F.01.81 Demencia vascular, con ideas delirantes [290.42].

■ Trastorno psicótico inducido por sustancias

A.   Alucinaciones o ideas delirantes. **Nota:** No incluir las alucinaciones si el sujeto es consciente de que son provocadas por la sustancia.

B.   A partir de la historia clínica, la exploración física o los exámenes de laboratorio, hay pruebas de (1) o (2):

(1)   los síntomas del Criterio A aparecen durante o en el mes siguiente a una intoxicación por o abstinencia de sustancias
(2)   el consumo de un medicamento está etiológicamente relacionado con la alteración

C.   La alteración no se explica mejor por la presencia de un trastorno psicótico no inducido por sustancias. Las pruebas de que los síntomas no son atribuibles a un trastorno psicótico no inducido por sustancias pueden ser las siguientes: los síntomas preceden al inicio del consumo de la sustancia (o al consumo del medicamento); los síntomas persisten durante un período sustancial de tiempo (p. ej., alrededor de 1 mes) tras la abstinencia aguda o la intoxicación grave, o son claramente excesivos en relación con lo que cabría esperar por el tipo o la cantidad de la sustancia utilizada o la duración de su uso, o hay otros datos que sugieren la existencia de un trastorno psicótico no inducido por sustancias (p. ej., una historia de episodios recidivantes no relacionados con sustancias).

D.   La alteración no aparece exclusivamente en el transcurso de un delirium.

Nota.   Debe realizarse este diagnóstico en lugar del diagnóstico de intoxicación por sustancias o abstinencia de sustancias únicamente si los síntomas son excesivos en relación con los habitualmente asociados al síndrome de intoxicación o abstinencia y cuando los síntomas son de suficiente gravedad como para merecer atención clínica independiente.

Código para el trastorno psicótico inducido por sustancia específica:
    F10.51 Alcohol, con ideas delirantes [291.5]; F10.52 Alcohol, con alucinaciones [291.3]; F16.51 Alucinógenos, con ideas delirantes

[292.11]; F16.52 Alucinógenos, con alucinaciones [292.12]; F15.51
Anfetamina (o sustancias de acción similar) con ideas delirantes
[292.11]; F15.52 Anfetamina (o sustancias de acción similar), con
alucinaciones [292.12]; F12.51 *Cannabis,* con ideas delirantes
[292.11]; F12.52 *Cannabis,* con alucinaciones [292.12]; F14.51
Cocaína, con ideas delirantes [292.11]; F14.52 Cocaína, con alucinaciones [292.12]; F19.51 Fenciclidina (o sustancias de acción similar) con ideas delirantes [292.11]; F19.52 Fenciclidina (o sustancias
de acción similar), con alucinaciones [292.12]; F18.51 Inhalantes,
con ideas delirantes [292.11]; F18.52 Inhalantes, con alucinaciones;
F11.51 Opiáceos, con ideas delirantes [292.11]; F11.52 Opiáceos,
con alucinaciones [292.12]; F13.51 Sedantes, hipnóticos o ansiolíticos, con ideas delirantes [292.11]; F13.52 Sedantes, hipnóticos o
ansiolíticos, con alucinaciones [292.12]; F19.51 Otras sustancias (o
desconocidas), con ideas delirantes [292.11]; F19.52 Otras sustancias (o desconocidas), con alucinaciones [292.12].

Nota de codificación.   El código de diagnóstico depende de si la presentación predominante son ideas delirantes o alucinaciones. Véanse páginas 108-109 para procedimientos
de tipificación.

Especificar si (v. tabla 2, págs. 100-101, para comprobar si es aplicable a
la sustancia):
   De inicio durante la intoxicación: si se cumplen los criterios para
      la intoxicación por la sustancia y los síntomas aparecen durante
      la intoxicación
   De inicio durante la abstinencia: si se cumplen los criterios para la
      abstinencia de la sustancia y los síntomas aparecen durante o
      poco tiempo después del síndrome de abstinencia

■ F29 Trastorno psicótico no especificado [298.9]

Esta categoría incluye una sintomatología psicótica (p. ej., ideas
delirantes, alucinaciones, lenguaje desorganizado, comportamiento
catatónico o gravemente desorganizado) sobre la que no se dispone de

una información adecuada para establecer un diagnóstico específico o acerca de la cual hay informaciones contradictorias, o trastornos con síntomas psicóticos que no cumplen los criterios para alguno de los trastornos psicóticos específicos.

Algunos ejemplos serían los siguientes:

1. Psicosis posparto que no cumple los criterios para un trastorno del estado de ánimo con síntomas psicóticos, trastorno psicótico breve, trastorno psicótico debido a enfermedad médica o trastorno psicótico inducido por sustancias.
2. Síntomas psicóticos que han durado menos de 1 mes, pero que aún no han remitido y, por tanto, no cumplen los criterios para un trastorno psicótico breve.
3. Alucinaciones auditivas persistentes en ausencia de otras características.
4. Ideas delirantes no extrañas persistentes, con períodos de episodios afectivos superpuestos que han aparecido durante una parte sustancial de la alteración delirante.
5. Situaciones en las que el clínico ha llegado a la conclusión de que hay un trastorno psicótico, pero en las que es incapaz de determinar si es primario, debido a una enfermedad médica o inducido por sustancias.

TRASTORNOS
DEL ESTADO DE ÁNIMO

Esta sección se divide en tres partes. La primera describe los episodios afectivos (episodio depresivo mayor, episodio maníaco, episodio mixto y episodio hipomaníaco) que han sido incluidos por separado al principio de esta sección para poder diagnosticar adecuadamente los diversos trastornos del estado de ánimo. Estos episodios no tienen asignados códigos diagnósticos y no pueden diagnosticarse como entidades independientes; sin embargo, sirven como fundamento al diagnóstico de los trastornos. La segunda parte describe los trastornos del estado de ánimo (p. ej., trastorno depresivo mayor, trastorno distímico, trastorno bipolar I). Los criterios de la mayoría de los trastornos del estado de ánimo exigen la presencia o ausencia de los episodios afectivos descritos en la primera parte de esta sección. La tercera parte incluye las especificaciones que describen el episodio afectivo más reciente o el curso de los episodios recidivantes.

Episodios afectivos

■ Episodio depresivo mayor

A. Presencia de cinco (o más) de los siguientes síntomas durante un período de 2 semanas, que representan un cambio respecto a la actividad previa; uno de los síntomas debe ser (1) estado de ánimo depresivo o (2) pérdida de interés o de la capacidad para el placer.

Nota.   No incluir los síntomas que son claramente debidos a enfermedad médica o las ideas delirantes o alucinaciones no congruentes con el estado de ánimo.

(1)   estado de ánimo depresivo la mayor parte del día, casi cada día según lo indica el propio sujeto (p. ej., se siente triste o vacío) o la observación realizada por otros (p. ej., llanto). **Nota:** En los niños y adolescentes el estado de ánimo puede ser irritable

(2)   disminución acusada del interés o de la capacidad para el placer en todas o casi todas las actividades, la mayor parte del día, casi cada día (según refiere el propio sujeto u observan los demás)

(3)   pérdida importante de peso sin hacer régimen o aumento de peso (p. ej., un cambio de más del 5 % del peso corporal en 1 mes), o pérdida o aumento del apetito casi cada día. **Nota:** En niños hay que valorar el fracaso en lograr los aumentos de peso esperables

(4)   insomnio o hipersomnia casi cada día

(5)   agitación o enlentecimiento psicomotores casi cada día (observable por los demás, no meras sensaciones de inquietud o de estar enlentecido)

(6)   fatiga o pérdida de energía casi cada día

(7)   sentimientos de inutilidad o de culpa excesivos o inapropiados (que pueden ser delirantes) casi cada día (no los simples autorreproches o culpabilidad por el hecho de estar enfermo)

(8)   disminución de la capacidad para pensar o concentrarse, o indecisión, casi cada día (ya sea una atribución subjetiva o una observación ajena)

(9)   pensamientos recurrentes de muerte (no sólo temor a la muerte), ideación suicida recurrente sin un plan específico o una tentativa de suicidio o un plan específico para suicidarse

B.   Los síntomas no cumplen los criterios para un episodio mixto (v. pág. 160).

C. Los síntomas provocan malestar clínicamente significativo o deterioro social, laboral o de otras áreas importantes de la actividad del individuo.

D. Los síntomas no son debidos a los efectos fisiológicos directos de una sustancia (p. ej., una droga, un medicamento) o una enfermedad médica (p. ej., hipotiroidismo).

E. Los síntomas no se explican mejor por la presencia de un duelo (p. ej., después de la pérdida de un ser querido), los síntomas persisten durante más de 2 meses o se caracterizan por una acusada incapacidad funcional, preocupaciones mórbidas de inutilidad, ideación suicida, síntomas psicóticos o enlentecimiento psicomotor.

■ Episodio maníaco

A. Un período diferenciado de un estado de ánimo anormal y persistentemente elevado, expansivo o irritable, que dura al menos 1 semana (o cualquier duración si es necesaria la hospitalización).

B. Durante el período de alteración del estado de ánimo han persistido tres (o más) de los siguientes síntomas (cuatro si el estado de ánimo es sólo irritable) y ha habido en un grado significativo:

(1) autoestima exagerada o grandiosidad
(2) disminución de la necesidad de dormir (p. ej., se siente descansado tras sólo 3 horas de sueño)
(3) más hablador de lo habitual o verborreico
(4) fuga de ideas o experiencia subjetiva de que el pensamiento está acelerado
(5) distraibilidad (p. ej., la atención se desvía demasiado fácilmente hacia estímulos externos banales o irrelevantes)

(6) aumento de la actividad intencionada (ya sea socialmente, en el trabajo o los estudios, o sexualmente) o agitación psicomotora

(7) implicación excesiva en actividades placenteras que tienen un alto potencial para producir consecuencias graves (p. ej., enzarzarse en compras irrefrenables, indiscreciones sexuales o inversiones económicas alocadas)

C. Los síntomas no cumplen los criterios para el episodio mixto (v. más adelante).

D. La alteración del estado de ánimo es suficientemente grave como para provocar deterioro laboral o de las actividades sociales habituales o de las relaciones con los demás, o para necesitar hospitalización con el fin de prevenir los daños a uno mismo o a los demás, o hay síntomas psicóticos.

E. Los síntomas no son debidos a los efectos fisiológicos directos de una sustancia (p. ej., una droga, un medicamento u otro tratamiento) ni a una enfermedad médica (p. ej., hipertiroidismo).

Nota. Los episodios parecidos a la manía que están claramente causados por un tratamiento somático antidepresivo (p. ej., un medicamento, terapéutica electroconvulsiva, terapéutica lumínica) no deben ser diagnosticados como trastorno bipolar I.

■ Episodio mixto

A. Se cumplen los criterios tanto para un episodio maníaco (v. pág. 159) como para un episodio depresivo mayor (v. pág. 157) (excepto en la duración) casi cada día durante al menos un período de 1 semana.

B. La alteración del estado de ánimo es suficientemente grave para provocar un importante deterioro laboral, social o de las relaciones con los demás, o para necesitar hospitalización con el fin de prevenir los daños a uno mismo o a los demás, o hay síntomas psicóticos.

C. Los síntomas no son debidos a los efectos fisiológicos directos de una sustancia (p. ej., una droga, un medicamento u otro tratamiento) ni a enfermedad médica (p. ej., hipertiroidismo).

Nota. Los episodios parecidos a los mixtos que están claramente causados por un tratamiento somático antidepresivo (p. ej., un medicamento, terapéutica electroconvulsiva, terapéutica lumínica) no deben ser diagnosticados como trastorno bipolar I.

■ Episodio hipomaníaco

A. Un período diferenciado durante el que el estado de ánimo es persistentemente elevado, expansivo o irritable durante al menos 4 días y que es claramente diferente del estado de ánimo habitual.

B. Durante el período de alteración del estado de ánimo, han persistido tres (o más) de los siguientes síntomas (cuatro si el estado de ánimo es sólo irritable) y ha habido en un grado significativo:

(1) autoestima exagerada o grandiosidad
(2) disminución de la necesidad de dormir (p. ej., se siente descansado tras sólo 3 horas de sueño)
(3) más hablador de lo habitual o verborreico
(4) fuga de ideas o experiencia subjetiva de que el pensamiento está acelerado
(5) distraibilidad (p. ej., la atención se desvía demasiado fácilmente hacia estímulos externos banales o irrelevantes)
(6) aumento de la actividad intencionada (ya sea socialmente, en el trabajo o los estudios o sexualmente) o agitación psicomotora
(7) implicación excesiva en actividades placenteras que tienen un alto potencial para producir consecuencias graves (p. ej., enzarzarse en compras irrefrenables, indiscreciones sexuales o inversiones económicas alocadas)

C. El episodio está asociado a un cambio inequívoco de la actividad que no es característico del sujeto cuando está asintomático.

D. La alteración del estado de ánimo y el cambio de la actividad son observables por los demás.

E. El episodio no es suficientemente grave como para provocar un deterioro laboral o social importante o para necesitar hospitalización, ni hay síntomas psicóticos.

F. Los síntomas no son debidos a los efectos fisiológicos directos de una sustancia (p. ej., una droga, un medicamento u otro tratamiento) ni a una enfermedad médica (p. ej., hipertiroidismo).

Nota. Los episodios parecidos a los hipomaníacos que están claramente causados por un tratamiento somático antidepresivo (p. ej., un medicamento, terapéutica electroconvulsiva, terapéutica lumínica) no deben diagnosticarse como trastorno bipolar II.

Trastornos depresivos

■ F32.x Trastorno depresivo mayor, episodio único [296.2x]

A. Presencia de un único episodio depresivo mayor (v. pág.157).

B. El episodio depresivo mayor no se explica mejor por la presencia de un trastorno esquizoafectivo y no está superpuesto a una esquizofrenia, un trastorno esquizofreniforme, un trastorno delirante o un trastorno psicótico no especificado.

C. Nunca se ha producido un episodio maníaco (v. pág. 159), un episodio mixto (v. pág. 160) o un episodio hipomaníaco (v. pág. 161).

Nota. Esta exclusión no es aplicable si todos los episodios similares a la manía, a los episodios mixtos o a la hipomanía son inducidos por sustancias o por tratamientos o si se deben a los efectos fisiológicos directos de una enfermedad médica.

Si se cumplen todos los criterios de un episodio depresivo mayor, *especificar* su estado clínico actual y/o sus síntomas:

Leve, moderado, grave sin síntomas psicóticos/grave con síntomas psicóticos (v. pág. 184)
Crónico (v. pág. 184)
Con síntomas catatónicos (v. pág. 184)
Con síntomas melancólicos (v. pág. 190)
Con síntomas atípicos (v. pág. 191)
De inicio en el período posparto (v. pág. 191)

Si no se cumplen todos los criterios de un episodio depresivo mayor, *especificar* el estado clínico actual del trastorno depresivo mayor o los síntomas del episodio más reciente:

En remisión parcial, en remisión total (v. pág. 186)
Crónico (v. pág. 189)
Con síntomas catatónicos (v. pág. 189)
Con síntomas melancólicos (v. pág. 190)
Con síntomas atípicos (v. pág. 191)
De inicio en el posparto (v. pág. 191)

Nota de codificación. Véase página 165 para procedimientos de tipificación.

■ F33.x Trastorno depresivo mayor, recidivante [296.3x]

A. Presencia de dos o más episodios depresivos mayores (v. pág. 157).

Nota. Para ser considerados episodios separados tiene que haber un intervalo de al menos 2 meses seguidos en los que no se cumplan los criterios para un episodio depresivo mayor.

B. Los episodios depresivos mayores no se explican mejor por la presencia de un trastorno esquizoafectivo y no están superpuestos a una esquizofrenia, un trastorno esquizofreniforme, un trastorno delirante o un trastorno psicótico no especificado.

C. Nunca se ha producido un episodio maníaco (v. pág. 159), un episodio mixto (v. pág. 160) o un episodio hipomaníaco (v. pág. 161). **Nota:** Esta exclusión no es aplicable si todos los episodios similares a la manía, a los episodios mixtos o a la hipomanía son inducidos por sustancias o por tratamientos, o si son debidos a los efectos fisiológicos directos de una enfermedad médica.

Si se cumplen todos los criterios de un episodio depresivo mayor, *especificar* su estado clínico actual y/o los síntomas:

> **Leve, moderado, grave sin síntomas psicóticos/grave con síntomas psicóticos** (v. pág. 184)
> **Crónico** (v. pág. 189)
> **Con síntomas catatónicos** (v. pág. 189)
> **Con síntomas melancólicos** (v. pág. 190)
> **Con síntomas atípicos** (v. pág. 191)
> **De inicio en el período posparto** (v. pág. 191)

Si no se cumplen todos los criterios de un episodio depresivo mayor, *especificar* el estado clínico actual del trastorno depresivo mayor o los síntomas del episodio más reciente:

En remisión parcial, en remisión total (v. pág. 186)
Crónico (v. pág. 189)
Con síntomas catatónicos (v. pág. 189)
Con síntomas melancólicos (v. pág. 190)
Con síntomas atípicos (v. pág. 191)
De inicio en el posparto (v. pág. 191)

Especificar:
   Especificaciones de curso (con y sin recuperación interepisódica)
      (v. pág. 192)
   Con patrón estacional (v. pág. 194)

Procedimientos de tipificación

Los códigos diagnósticos para el trastorno depresivo mayor se seleccionan de la forma siguiente:

1. Los primeros dos dígitos son F3.
2. El tercer dígito puede ser 2 (si hay un único episodio depresivo mayor) o 3 (si hay episodios depresivos mayores recidivantes).
3. Si se cumplen todos los criterios de un episodio depresivo mayor, el cuarto dígito indica la gravedad actual del siguiente modo: 0 para gravedad leve, 1 para gravedad moderada, 2 para casos graves sin síntomas psicóticos, 3 para casos graves con síntomas psicóticos. Si no se cumplen todos los criterios de un episodio depresivo mayor, el cuarto dígito indica el estado clínico actual del trastorno depresivo mayor del siguiente modo: 4 para casos en remisión parcial o total. Si la gravedad del episodio actual o del estado de remisión actual del trastorno no se ha especificado, el cuarto dígito debe ser el 9.

Al registrar el nombre de un diagnóstico, hay que enumerar los términos en el orden siguiente: trastorno depresivo mayor, especificaciones codificadas en el tercer dígito (p. ej., recidivante), especificaciones codificadas en el cuarto dígito (p. ej., leve, grave con síntomas psicóticos, en remisión parcial), las especificaciones (sin códigos) aplicables al episodio actual o más reciente (p. ej., con síntomas melancólicos, de inicio en el posparto) y las especificaciones (sin códigos) aplicables al curso de los episodios (p. ej., con recuperación total interepisódica); por ejemplo, F33.1 Trastorno depresivo mayor, recidivante, moderado, con síntomas atípicos, con patrón estacional, con recuperación toral interepisódica [296.32].

■ F34.1 Trastorno distímico [300.4]

A. Estado de ánimo crónicamente depresivo la mayor parte del día de la mayoría de los días, manifestado por el sujeto u observado por los demás, durante al menos 2 años. **Nota:** En los niños y adolescentes el estado de ánimo puede ser irritable y la duración debe ser de al menos 1 año.

B. Presencia, mientras está deprimido, de dos (o más) de los siguientes síntomas:
    (1) pérdida o aumento de apetito
    (2) insomnio o hipersomnia
    (3) falta de energía o fatiga
    (4) baja autoestima
    (5) dificultades para concentrarse o para tomar decisiones
    (6) sentimientos de desesperanza

C. Durante el período de 2 años (1 año en niños y adolescentes) de la alteración, el sujeto no ha estado sin síntomas de los Criterios A y B durante más de 2 meses seguidos.

D. No ha habido ningún episodio depresivo mayor (v. pág. 157) durante los primeros 2 años de la alteración (1 año para niños y adolescentes); por ejemplo, la alteración no se explica mejor por la presencia de un trastorno depresivo mayor crónico o un trastorno depresivo mayor, en remisión parcial.

    Nota. Antes de la aparición del episodio distímico pudo haber un episodio depresivo mayor previo que ha remitido totalmente (ningún signo o síntoma significativos durante 2 meses). Además, tras los primeros 2 años (1 año en niños y adolescentes) de trastorno distímico, puede haber episodios de trastorno depresivo mayor superpuestos, en cuyo caso cabe realizar ambos diagnósticos si se cumplen los criterios para un episodio depresivo mayor.

E. Nunca ha habido un episodio maníaco (v. pág. 159), un episodio mixto (v. pág. 160) o un episodio hipomaníaco (v. pág. 161) y nunca se han cumplido los criterios para el trastorno ciclotímico.

F. La alteración no aparece exclusivamente en el transcurso de un trastorno psicótico crónico, como son la esquizofrenia o el trastorno delirante.

G. Los síntomas no son debidos a los efectos fisiológicos directos de una sustancia (p. ej., una droga, un medicamento) o a enfermedad médica (p. ej., hipotiroidismo).

H. Los síntomas causan un malestar clínicamente significativo o deterioro social, laboral o de otras áreas importantes de la actividad del individuo.

Especificar si:
   Inicio temprano: si el inicio es antes de los 21 años
   Inicio tardío: si el inicio se produce a los 21 años o con posterioridad

Especificar (para los últimos 2 años del trastorno distímico):
   Con síntomas atípicos (v. pág. 191)

■ F32.9 Trastorno depresivo no especificado [311]

La categoría del trastorno depresivo no especificado incluye los trastornos con síntomas depresivos que no cumplen los criterios para trastorno depresivo mayor, trastorno distímico, trastorno adaptativo con estado de ánimo depresivo (v. pág. 272) o trastorno adaptativo con estado de ánimo mixto ansioso y depresivo (v. pág. 272). Algunas veces los síntomas depresivos se presentan como parte de un trastorno de ansiedad no especificado (v. pág. 215). Los ejemplos del trastorno depresivo no especificado incluyen:

1. Trastorno disfórico premenstrual: los síntomas (p. ej., estado de ánimo acusadamente deprimido, ansiedad importante, marcada labilidad afectiva, pérdida de interés en las actividades) se presentaron con regularidad durante la última semana de la fase luteínica (y

remitieron a los pocos días del inicio de las menstruaciones). Estos síntomas tienen que ser de la suficiente gravedad como para interferir notablemente en el trabajo, los estudios o las actividades habituales y estar completamente ausentes durante al menos 1 semana después de las menstruaciones (v. los criterios sugeridos para investigación en el Apéndice B del DSM-IV-TR).

2. Trastorno depresivo menor: episodios de al menos 2 semanas de síntomas depresivos, pero con menos de los cinco ítems exigidos para el trastorno depresivo mayor (v. los criterios sugeridos para investigación en el Apéndice B del DSM-IV-TR).

3. Trastorno depresivo breve recidivante: episodios depresivos con una duración de 2 días a 2 semanas, que se presentan al menos una vez al mes durante 12 meses (no asociados con los ciclos menstruales) (v. los criterios sugeridos para investigación en el Apéndice B del DSM-IV-TR).

4. Trastorno depresivo pospsicótico en la esquizofrenia: un episodio depresivo mayor que se presenta durante la fase residual en la esquizofrenia (v. los criterios sugeridos para investigación en el Apéndice B del DSM-IV-TR).

5. Un episodio depresivo mayor superpuesto a un trastorno delirante, a un trastorno psicótico no especificado o a la fase activa de la esquizofrenia.

6. Casos en los que el clínico ha llegado a la conclusión de que hay un trastorno depresivo, pero es incapaz de determinar si es primario, debido a enfermedad médica o inducido por sustancia.

Trastornos bipolares

Este apartado incluye el trastorno bipolar I, el trastorno bipolar II, la ciclotimia y el trastorno bipolar no especificado. Hay seis criterios para el trastorno bipolar I: episodio maníaco único, episodio más reciente hipomaníaco, episodio más reciente maníaco, episodio más reciente mixto, episodio más reciente depresivo y episodio más reciente no especificado. El trastorno bipolar I, episodio maníaco único, se utiliza para describir a los sujetos que están presentando un primer episodio de manía. Los demás criterios son empleados para especificar la naturaleza del episodio actual (o más reciente) en los sujetos que han tenido episodios afectivos recidivantes.

■ F30.x Trastorno bipolar I, episodio maníaco único [296.0x]

A. Presencia de un único episodio maníaco (v. pág. 159), sin episodios depresivos mayores anteriores.

   Nota. La recidiva se define como un cambio en la polaridad desde la depresión, o como un intervalo de al menos 2 meses sin síntomas maníacos.

B. El episodio maníaco no se explica mejor por la presencia de un trastorno esquizoafectivo y no está superpuesto a una esquizofrenia, un trastorno esquizofreniforme, un trastorno delirante o un trastorno psicótico no especificado.

Especificar si:

   Mixto: si los síntomas cumplen los criterios para un episodio mixto (v. pág. 160)

Si se cumplen todos los criterios de un episodio maníaco, mixto o depresivo mayor, *especificar* su estado clínico actual y/o los síntomas:

   Leve, moderado, grave sin síntomas psicóticos/grave con síntomas psicóticos (v. pág. 187)
   Con síntomas catatónicos (v. pág. 189)
   De inicio en el período posparto (v. pág. 191)

Si no se cumplen todos los criterios de un episodio maníaco, mixto o depresivo mayor, *especificar* el estado clínico actual del trastorno bipolar I o los rasgos del episodio más reciente:

En remisión parcial, en remisión total (v. pág. 187)
Con síntomas catatónicos (v. pág. 189)
De inicio en el posparto (v. pág. 191)

Nota de codificación.   Véase página 175 para procedimientos de tipificación.

▪ F31.0 Trastorno bipolar I, episodio más reciente hipomaníaco [296.40]

A. Actualmente (o el más reciente) en un episodio hipomaníaco (v. pág. 161).

B. Previamente se ha presentado al menos un episodio maníaco (v. pág. 159.) o un episodio mixto (v. pág. 160).

C. Los síntomas afectivos provocan un malestar clínicamente significativo o un deterioro social, laboral o de otras áreas importantes de la actividad del individuo.

D. Los episodios afectivos en los Criterios A y B no se explican mejor por la presencia de un trastorno esquizoafectivo y no están superpuestos a una esquizofrenia, un trastorno esquizofreniforme, un trastorno delirante o un trastorno psicótico no especificado.

Especificar:
Especificaciones de curso longitudinal (con y sin recuperación interepisódica) (v. pág. 193)
Con patrón estacional (sólo es aplicable al patrón de los episodios depresivos mayores) (v. pág. 194)
Con ciclos rápidos (v. pág. 195)

■ F31.x Trastorno bipolar I, episodio más reciente maníaco [296.4x]

A. Actualmente (o el más reciente) en un episodio maníaco (v. pág. 159).

B. Previamente se ha presentado al menos un episodio depresivo mayor (v. pág. 157) un episodio maníaco (v. pág. 159) o un episodio mixto (v. pág. 160).

C. Los episodios afectivos en los Criterios A y B no se explican mejor por la presencia de un trastorno esquizoafectivo y no están superpuestos a una esquizofrenia, un trastorno esquizofreniforme, un trastorno delirante o un trastorno psicótico no especificado.

Si se cumplen todos los criterios de un episodio maníaco, *especificar* su estado clínico actual y/o los síntomas:

Leve, moderado, grave sin síntomas psicóticos/grave con síntomas psicóticos (v. pág. 187)
Con síntomas catatónicos (v. pág. 189)
De inicio en el período posparto (v. pág. 191)

Si no se cumplen todos los criterios de un episodio maníaco, *especificar* el estado clínico actual del trastorno bipolar I y/o los síntomas del episodio maníaco más reciente:

En remisión parcial, en remisión total (v. pág. 187)
Con síntomas catatónicos (v. pág. 189)
De inicio en el posparto (v. pág. 191)

Especificar:
Especificaciones de curso longitudinal (con o sin recuperación interepisódica) (v. pág. 193)

Con patrón estacional (sólo es aplicable al patrón de los episodios
   depresivos mayores) (v. pág. 194)
Con ciclos rápidos (v. pág. 195)

Nota de codificación.   Véase página 175 para procedimiento de codificación.

■ F31.6 Trastorno bipolar I, episodio más reciente mixto [296.6x]

A.   Actualmente (o el más reciente) en un episodio mixto (v. pág. 160).

B.   Previamente se ha presentado al menos un episodio depresivo
     mayor (v. pág. 157), un episodio maníaco (v. pág. 159) o un episo-
     dio mixto (v. pág. 160).

C.   Los episodios afectivos en los Criterios A y B no se explican
     mejor por la presencia de un trastorno esquizoafectivo y no
     están superpuestos a una esquizofrenia, un trastorno esquizofre-
     niforme, un trastorno delirante o un trastorno psicótico no
     especificado.

Si se cumplen todos los criterios de un episodio mixto, *especificar* su
estado clínico actual y/o los síntomas:

   Leve, moderado, grave sin síntomas psicóticos/grave con síntomas
      psicóticos (v. pág. 188)
   Con síntomas catatónicos (v. pág. 189)
   De inicio en el período posparto (v. pág. 191)

Si no se cumplen todos los criterios de un episodio mixto, *especificar* el
estado clínico actual del trastorno bipolar I y/o los síntomas del
episodio mixto más reciente:

En remisión parcial, en remisión total (v. pág. 188)
Con síntomas catatónicos (v. pág. 189)
De inicio en el posparto (v. pág. 191)

Especificar:
Especificaciones de curso longitudinal (con o sin recuperación interepisódica) (v. pág. 193)
Con patrón estacional (sólo es aplicable al patrón de los episodios depresivos mayores) (v. pág. 194)
Con ciclos rápidos (v. pág. 195)

Nota de codificación. Véase página 175 para procedimientos de tipificación.

■ F31.x Trastorno bipolar I, episodio más reciente depresivo [296.5x]

A. Actualmente (o el más reciente) en un episodio depresivo mayor (v. pág. 157).

B. Previamente se ha presentado al menos un episodio maníaco (v. pág. 159) o un episodio mixto (v. pág. 160).

C. Los episodios afectivos en los Criterios A y B no se explican mejor por la presencia de un trastorno esquizoafectivo y no están superpuestos a una esquizofrenia, un trastorno esquizofreniforme, un trastorno delirante o un trastorno psicótico no especificado.

Si se cumplen todos los criterios de un episodio depresivo mayor, *especificar* su estado clínico actual y/o los síntomas:

Leve, moderado, grave sin síntomas psicóticos/grave con síntomas psicóticos (v. pág. 184)

Crónico (v. pág. 189)
Con síntomas catatónicos (v. pág. 189)
Con síntomas melancólicos (v. pág. 190)
Con síntomas atípicos (v. pág. 191)
De inicio en el período posparto (v. pág. 191)

Si no se cumplen todos los criterios de un episodio depresivo mayor, *especificar* el estado clínico actual del trastorno bipolar I o los síntomas del episodio depresivo mayor más reciente:

En remisión parcial, en remisión total (v. pág. 186)
Crónico (v. pág. 189)
Con síntomas catatónicos (v. pág. 189)
Con síntomas melancólicos (v. pág. 190)
Con síntomas atípicos (v. pág. 191)
De inicio en el posparto (v. pág. 191)

Especificar:
Especificaciones de curso longitudinal (con y sin recuperación interepisódica) (v. pág. 193)
Con patrón estacional (sólo es aplicable al patrón de los episodios depresivos mayores) (v. pág. 194)
Con ciclos rápidos (v. pág. 194)

Nota de codificación.   Véase página 175 para procedimientos de codificación.

■ F31.9 Trastorno bipolar I, episodio más reciente no especificado [296.7]

A.   Actualmente (o en el episodio más reciente) se cumplen los criterios, excepto en la duración, para un episodio maníaco (v. pág. 159), un episodio hipomaníaco (v. pág. 161), un episodio mixto (v. pág. 160) o un episodio depresivo mayor (v. pág. 157).

B. Previamente se han presentado al menos un episodio maníaco (v. pág. 159) o un episodio mixto (v. pág. 160).

C. Los síntomas afectivos provocan un malestar clínicamente significativo o un deterioro social, laboral o de otras áreas importantes de la actividad del individuo.

D. Los episodios afectivos en los Criterios A y B no se explican mejor por la presencia de un trastorno esquizoafectivo y no están superpuestos a una esquizofrenia, un trastorno esquizofreniforme, un trastorno delirante o un trastorno psicótico no especificado.

E. Los síntomas afectivos en los Criterios A y B no son debidos a los efectos fisiológicos de una sustancia (p. ej., una droga, un medicamento u otro tratamiento) ni a una enfermedad médica (p. ej., hipertiroidismo).

Especificar:
  Especificaciones de curso longitudinal (con y sin recuperación interepisódica) (v. pág. 193)
  Con patrón estacional (sólo es aplicable al patrón de los episodios depresivos mayores) (v. pág. 194)
  Con ciclos rápidos (v. pág. 195)

Procedimientos de tipificación

Para el trastorno bipolar I, con un único episodio maníaco:
1. Los tres primeros dígitos son F30.
2. El cuarto dígito es 1 si el episodio maníaco reviste carácter leve, moderado o grave sin síntomas psicóticos, 2 si es grave y se añade sintomatología psicótica y 8 si se encuentra en remisión parcial o total.

Para otros trastornos bipolares I:
1. Los tres primeros dígitos son F31.

2. El cuarto dígito depende del tipo y gravedad del episodio más reciente. Para el trastorno bipolar I, en que el episodio más reciente es de tipo hipomaníaco, el dígito adecuado es 0, prescindiendo de la gravedad o la remisión. Cuando el episodio más reciente es de tipo maníaco, el cuarto dígito es 1 si su intensidad es leve, moderada o grave sin síntomas psicóticos; 2 si ésta es grave y concurren síntomas psicóticos, y 7 si está en remisión parcial o total. Cuando el episodio más reciente es de tipo mixto, el cuarto dígito corresponde a 6, independientemente de la gravedad del episodio mixto. Cuando el episodio más reciente es de tipo depresivo, el cuarto dígito es 3 si su intensidad es leve o moderada, 4 si es grave sin síntomas psicóticos, 5 si es grave con síntomas psicóticos, y 7 si está en remisión parcial o total. Cuando el episodio más reciente es de tipo inespecífico, el cuarto dígito es 9.

■ **F31.8 Trastorno bipolar II [296.89] (episodios depresivos mayores recidivantes con episodios hipomaníacos)**

A. Presencia (o historia) de uno o más episodios depresivos mayores (v. pág. 157).

B. Presencia (o historia) de al menos un episodio hipomaníaco (v. pág. 161).

C. No ha habido ningún episodio maníaco (v. pág. 159) ni un episodio mixto (v. pág. 160).

D. Los síntomas afectivos en los Criterios A y B no se explican mejor por la presencia de un trastorno esquizoafectivo y no están superpuestos a una esquizofrenia, un trastorno esquizofreniforme, un trastorno delirante o un trastorno psicótico no especificado.

E.   Los síntomas provocan malestar clínicamente significativo o deterioro social/laboral o de otras áreas importantes de la actividad del
individuo.

Especificar el episodio actual o más reciente:
Hipomaníaco: si el episodio actual (o más reciente) es un episodio
hipomaníaco (v. pág. 161)
Depresivo: si el episodio actual (o más reciente) es un episodio
depresivo mayor (v. pág. 157)

Si se cumplen todos los criterios de un episodio depresivo mayor, *especificar* su estado clínico actual y/o los síntomas:

**Leve, moderado, grave sin síntomas psicóticos/grave con síntomas
psicóticos** (v. pág. 184). **Nota:** No pueden utilizarse en este caso
los códigos del cuarto dígito especificados en la página 184,
ya que el código del trastorno bipolar II ya utiliza el cuarto
dígito.
Crónico (v. pág. 189)
Con síntomas catatónicos (v. pág. 189)
Con síntomas melancólicos (v. pág. 190)
Con síntomas atípicos (v. pág. 191)
De inicio en el período posparto (v. pág. 191)

Si no se cumplen todos los criterios del episodio hipomaníaco o depresivo mayor, *especificar* el estado clínico actual del trastorno bipolar
II y/o los síntomas del episodio depresivo mayor más reciente (sólo
si es el tipo más reciente de episodio afectivo):

En remisión parcial, en remisión total (v. pág. 186). **Nota:** Los
códigos del cuarto dígito especificados en la página 184 no se
pueden utilizar porque el código del trastorno bipolar II ya
emplea el cuarto dígito.
Crónico (v. pág. 189)
Con síntomas catatónicos (v. pág. 189)
Con síntomas melancólicos (v. pág. 190)

Con síntomas atípicos (v. pág. 191)
De inicio en el posparto (v. pág. 191)

Especificar:

Especificaciones de curso longitudinal (con y sin recuperación interepisódica) (v. pág. 193)
Con patrón estacional (sólo es aplicable al patrón de los episodios depresivos mayores) (v. pág. 194)
Con ciclos rápidos (v. pág. 195)

▩ F34.0 Trastorno ciclotímico [301.13]

A. Presencia, durante al menos 2 años, de numerosos períodos de síntomas hipomaníacos (v. pág. 161) y numerosos períodos de síntomas depresivos que no cumplen los criterios para un episodio depresivo mayor. **Nota:** En los niños y adolescentes la duración debe ser de al menos 1 año.

B. Durante el período de más de 2 años (1 año en niños y adolescentes) la persona no ha dejado de presentar los síntomas del Criterio A durante un tiempo superior a los 2 meses.

C. Durante los primeros 2 años de la alteración no se ha presentado ningún episodio depresivo mayor (v. pág. 157), episodio maníaco (v. pág. 159) o episodio mixto (v. pág. 160).

Nota. Después de los 2 años iniciales del trastorno ciclotímico (1 año en los niños y adolescentes), puede haber episodios maníacos o mixtos superpuestos al trastorno ciclotímico (en cuyo caso se diagnostican ambos trastornos, el ciclotímico y el trastorno bipolar I) o episodios depresivos mayores (en cuyo caso se diagnostican ambos trastornos, el ciclotímico y el trastorno bipolar II).

D. Los síntomas del Criterio A no se explican mejor por la presencia de un trastorno esquizoafectivo y no están supuerpuestos a una esquizofrenia, un trastorno esquizofreniforme, un trastorno delirante o un trastorno psicótico no especificado.

E. Los síntomas no son debidos a los efectos fisiológicos directos de una sustancia (p. ej., una droga, un medicamento) o a una enfermedad médica (p. ej., hipertiroidismo).

F. Los síntomas provocan malestar clínicamente significativo o deterioro social, laboral o de otras áreas importantes de la actividad del individuo.

■ F31.9 Trastorno bipolar no especificado [296.80]

La categoría de trastorno bipolar no especificado incluye los trastornos con características bipolares que no cumplen los criterios para ningún trastorno bipolar específico. Los ejemplos incluyen:

1. Alternancia muy rápida (en días) entre síntomas maníacos y síntomas depresivos que cumplen los criterios de sintomatología, pero no el criterio de duración mínima para un episodio maníaco, hipomaníaco o depresivo mayor.

2. Episodios hipomaníacos recidivantes sin síntomas depresivos intercurrentes.

3. Un episodio maníaco o mixto superpuesto a un trastorno delirante, una esquizofrenia residual o un trastorno psicótico no especificado.

4. Episodios hipomaníacos, junto a síntomas depresivos crónicos, cuya frecuencia no es suficiente para efectuar un diagnóstico de trastorno ciclotímico.

5. Situaciones en las que el clínico ha llegado a la conclusión de que hay un trastorno bipolar, pero es incapaz de determinar si es primario, debido a enfermedad médica o inducido por una sustancia.

Otros trastornos del estado de ánimo

■ F06.xx Trastorno del estado de ánimo debido a... *(indicar la enfermedad médica)* [293.83]

A. En el cuadro clínico predomina una notable y persistente altera-ción del estado de ánimo, caracterizada por uno (o ambos) de los siguientes estados:

   (1) estado de ánimo depresivo o notable disminución de intere-ses o del placer en todas o casi todas las actividades
   (2) estado de ánimo elevado, expansivo o irritable

B. A partir de la historia clínica, la exploración física o las pruebas de laboratorio, hay pruebas de que la alteración es una consecuencia fisiológica directa de una enfermedad médica.

C. La alteración no se explica mejor por la presencia de otro trastorno mental (p. ej., un trastorno adaptativo con estado de ánimo depre-sivo en respuesta al estrés de tener una enfermedad médica).

D. La alteración no aparece exclusivamente en el transcurso de un delirium.

E. Los síntomas provocan malestar clínico significativo o deterioro social, laboral o de otras áreas importantes de la actividad del indi-viduo.

Codificación basada en tipo:

.32   **Con síntomas depresivos:** si el estado de ánimo predominan-te es depresivo, pero no se cumplen totalmente los criterios para un episodio depresivo mayor

.32   **Con episodio similar al depresivo mayor:** si se cumplen totalmente los criterios para un episodio depresivo mayor (excepto el criterio D) (v. pág. ???)

.30   **Con síntomas maníacos:** si el estado de ánimo predominante
es elevado, eufórico o irritable

.33   **Con síntomas mixtos:** si hay tanto síntomas de manía como
de depresión sin que ninguno predomine

Nota de codificación.   Se debe incluir el nombre de la enfermedad médica en el Eje I,
por ejemplo, F06.32 Trastorno del estado de ánimo debido a hipotiroidismo, con síntomas
depresivos [293.83]; se codificará también la enfermedad médica en el Eje III.

Nota de codificación.   Si los síntomas depresivos se presentan como parte de una demencia previa, indicar los síntomas depresivos codificando, si es posible, el subtipo de demencia, por ejemplo, F01.83 Demencia vascular, con estado de ánimo depresivo [290.43].

■ Trastorno del estado de ánimo inducido por sustancias

A.   En el cuadro clínico predomina una notable y persistente alteración del estado de ánimo caracterizada por uno (o ambos) de los
siguientes estados:

(1)   estado de ánimo depresivo o notable disminución de intereses o del placer en todas o casi todas las actividades

(2)   estado de ánimo elevado, expansivo o irritable

B.   A partir de la historia clínica, la exploración física o los exámenes
de laboratorio, hay pruebas de que (1) o (2):

(1)   los síntomas del Criterio A aparecen durante o en el mes
siguiente a una intoxicación o abstinencia

(2)   el empleo de un medicamento está etiológicamente relacionado con la alteración

C. La alteración no se explica mejor por la presencia de un trastorno del estado de ánimo que no sea inducido por sustancias. Las pruebas de que los síntomas no son atribuibles a un trastorno del estado de ánimo no inducido por sustancias pueden ser las siguientes: los síntomas preceden al inicio del consumo de la sustancia (o al consumo del medicamento); los síntomas persisten durante un período sustancial de tiempo (p. ej., alrededor de 1 mes) después del final de la abstinencia aguda o la intoxicación grave, o son claramente excesivos respecto a lo que sería esperable dado el tipo o la cantidad de la sustancia utilizada o la duración de su uso; o hay otros datos que sugieren la existencia independiente de un trastorno del estado de ánimo no inducido por sustancias (p. ej., una historia de episodios depresivos mayores recidivantes).

D. La alteración no aparece exclusivamente en el transcurso de un delirium.

E. Los síntomas provocan malestar clínico significativo o deterioro social, laboral o de otras áreas importantes de la actividad del individuo.

Nota. Este diagnóstico debe hacerse en lugar de un diagnóstico de intoxicación por sustancias o abstinencia de sustancias únicamente si los síntomas exceden de los normalmente asociados con el síndrome de intoxicación o abstinencia y cuando son de suficiente gravedad como para merecer una atención clínica independiente.

Código para trastorno del estado de ánimo inducido por (sustancia específica):

F10.8 Alcohol [291.8]; F16.8 Alucinógenos [292.84]; F15.8 Anfetaminas (o sustancias de acción similar) [292.84]; F14.8 Cocaína [292.84]; Fenciclidina (o sustancias de acción similar) [292.84]; F18.8 Inhalantes [298.84]; F11.8 Opiáceos [298.84]; F13.8 Sedantes, hipnóticos o ansiolíticos [292.84]; F19.8 Otras sustancias (o desconocidas) [292.84]

Nota de codificación. Para otros tratamientos somáticos (p. ej., terapia electroconvulsiva) debería emplearse el código de «otras sustancia». Véase en la página 108 de los proceso de tipificación.

Especificar tipo:

Con síntomas depresivos: si el estado de ánimo predominante es depresivo

Con síntomas maníacos: si el estado de ánimo predominante es elevado, eufórico o irritable

Con síntomas mixtos: si hay tanto síntomas de manía como de depresión sin que ninguno de ellos predomine

Especificar si (v. tabla de págs. 100-101 para comprobar si es aplicable a la sustancia):

De inicio durante la intoxicación: si se cumplen los criterios para la intoxicación por la sustancia y los síntomas aparecen durante la intoxicación

De inicio durante la abstinencia: si se cumplen los criterios para la abstinencia de la sustancia y los síntomas aparecen durante o poco tiempo después del síndrome de abstinencia

■ F39 Trastorno del estado de ánimo no especificado [296.90]

Esta categoría incluye los trastornos con síntomas afectivos que no cumplen los criterios para alguno de los trastornos del estado de ánimo específicos y en los que es difícil elegir entre un trastorno depresivo no especificado y un trastorno bipolar no especificado (p. ej., agitación aguda).

Especificaciones para describir el episodio más reciente

Se dispone de diversas especificaciones aplicables a los trastornos del estado de ánimo, cuya finalidad es la de aumentar la especificidad diagnóstica y proporcionar subgrupos más homogéneos, facilitar la selección del tratamiento y mejorar la predicción del pronóstico. Las especificaciones de gravedad/psicosis/remisión describen el estado clínico actual del trastorno del estado de ánimo. Las siguientes especificaciones describen los síntomas o las características del curso del episodio afectivo actual (o el episodio afectivo más reciente si no se cumplen criterios para ningún episodio): crónico, con síntomas catatónicos, con síntomas melancólicos, con síntomas atípicos y de inicio en el posparto. Las especificaciones que indican la gravedad, la remisión y los síntomas psicóticos pueden ser codificados en el quinto dígito del código diagnóstico de la mayoría de los trastornos del estado de ánimo. Las demás especificaciones no se pueden codificar. La tabla 1 (v. pág. 185) indica qué especificaciones referidas al episodio son aplicables a cada uno de los trastornos del estado de ánimo.

■ Criterios para las especificaciones de gravedad/psicosis/remisión para el episodio depresivo mayor actual (o más reciente)

Nota.   Codificar en el cuarto dígito. Leve, moderado, grave sin síntomas psicóticos y grave con síntomas psicóticos pueden aplicarse sólo si actualmente se cumplen los criterios de episodio depresivo mayor. En remisión parcial y en remisión total pueden ser aplicables al episodio depresivo mayor más reciente en un trastorno depresivo mayor y a un episodio depresivo mayor en un trastorno bipolar I o II sólo en el caso de que se trate del episodio afectivo más reciente.

Leve: Pocos o ningún síntoma además de los necesarios para realizar el diagnóstico y síntomas que provocan sólo una ligera incapacidad laboral o en las actividades sociales habituales o en las relaciones con los demás [Para CIE-9-MC .x1].

Moderado: Síntomas de incapacidad funcional entre «leves» y «graves» [Para CIE-9-MC .x2].

Grave sin síntomas psicóticos: Varios síntomas además de los necesarios para realizar el diagnóstico y síntomas que interfieren notablemente las actividades laborales o sociales habituales, o las relaciones con los demás [Para CIE-9-MC .x3].

Tabla 1.   Especificaciones del episodio que se aplican a los trastornos del estado de ánimo

	Gravedad/ psicosis/ remisión	Crónico	Con síntomas catatónicos	Con síntomas melancólicos	Con síntomas atípicos	De inicio en el posparto
Trastorno depresivo mayor episodio único	X	X	X	X	X	X
Trastorno depresivo mayor recidivante	X	X	X	X	X	X
Trastorno distímico					X	
Trastorno bipolar I, episodio maníaco único	X		X			X
Trastorno bipolar I, episodio más reciente hipomaníaco						
Trastorno bipolar I, episodio más reciente maníaco	X		X			X
Trastorno bipolar I, episodio más reciente mixto	X		X			X
Trastorno bipolar I, episodio más reciente depresivo	X	X	X	X	X	X
Trastorno bipolar I, episodio más reciente no especificado						
Trastorno bipolar II, hipomaníaco						
Trastorno bipolar II, depresivo	X	X	X	X	X	X
Trastorno ciclotímico						

Grave con síntomas psicóticos: Ideas delirantes o alucinaciones. Si es posible, especificar si los síntomas psicóticos son congruentes o no congruentes con el estado de ánimo [Para CIE-9-MC .x4]:

> **Síntomas psicóticos congruentes con el estado de ánimo:** Ideas delirantes y alucinaciones cuyo contenido es enteramente consistente con los temas depresivos típicos de inutilidad, culpa, enfermedad, nihilismo o de ser merecedor de un castigo.
>
> **Síntomas psicóticos no congruentes con el estado de ánimo:** Ideas delirantes y alucinaciones cuyo contenido no consiste en los temas depresivos típicos de inutilidad, culpa, enfermedad, nihilismo o de ser merecedor de castigo. Se incluyen síntomas como las ideas delirantes de persecución (sin relación directa con los temas depresivos), inserción del pensamiento, difusión del pensamiento e ideas delirantes de control.

En remisión parcial: Hay algunos síntomas de un episodio depresivo mayor, pero ya no se cumplen totalmente los criterios, o después del episodio depresivo mayor hay un período sin síntomas significativos del episodio depresivo mayor con una duración menor de 2 meses. (Si el episodio depresivo mayor se ha superpuesto a un trastorno distímico, sólo se establece el diagnóstico de trastorno distímico una vez han dejado de cumplirse los criterios completos para el episodio depresivo mayor.)
En remisión total: Durante los últimos 2 meses no ha habido signos o síntomas significativos de la alteración.
No especificado.

■ Criterios para las especificaciones de gravedad/ psicosis/remisión para el episodio maníaco actual (o más reciente)

Nota.   Codificar en el cuarto dígito. Leve, moderado, grave sin síntomas psicóticos y grave con síntomas psicóticos pueden aplicarse sólo si actualmente se cumplen los criterios del episodio maníaco. En remisión parcial y en remisión total pueden ser aplicables al episodio maníaco de un trastorno bipolar I sólo en el caso de que se trate del episodio afectivo más reciente.

Leve: Se cumplen los síntomas de los criterios mínimos para un episodio maníaco.

Moderado: Gran aumento de la actividad o deterioro del juicio.

Grave sin síntomas psicóticos: Se necesita una supervisión prácticamente continua para proteger al sujeto del daño físico que se pueda causar a sí mismo o a los demás.

Grave con síntomas psicóticos: Ideas delirantes o alucinaciones. Si es posible, especificar si los síntomas psicóticos son congruentes o no congruentes con el estado de ánimo:

> **Síntomas psicóticos congruentes con el estado de ánimo:** Ideas delirantes y alucinaciones cuyo contenido es enteramente consistente con los temas maníacos típicos de aumento de la autoestima, poder, sabiduría, identidad o relación especial con una deidad o un personaje famoso.
>
> **Síntomas psicóticos no congruentes con el estado de ánimo:** Ideas delirantes y alucinaciones cuyo contenido no consiste en los temas maníacos típicos de aumento de la autoestima, poder, sabiduría, identidad o relación especial con una deidad o un personaje famoso. Se incluyen síntomas como las ideas delirantes de persecución (sin relación directa con las ideas o los temas de grandiosidad), inserción del pensamiento, difusión del pensamiento e ideas delirantes de ser controlado.

En remisión parcial: Hay algunos síntomas de un episodio maníaco, pero ya no se cumplen totalmente los criterios, o después del final del episodio maníaco hay un período sin síntomas significativos del episodio maníaco con una duración inferior a 2 meses.

En remisión total: Durante los últimos 2 meses no ha habido signos o síntomas significativos de la alteración.

No especificado.

■ Criterios para las especificaciones de gravedad/ psicosis/remisión para el episodio mixto actual (o más reciente)

Nota.   Leve, moderado, grave sin síntomas psicóticos y grave con síntomas psicóticos pueden aplicarse sólo si actualmente se cumplen los criterios del episodio mixto. En remisión parcial y en remisión total pueden ser aplicables al episodio mixto de un trastorno bipolar I sólo en el caso de que se trate del episodio afectivo más reciente.

Leve: Sólo se cumplen los síntomas de los criterios mínimos para un episodio maníaco y un episodio depresivo mayor.

Moderado: Síntomas de incapacidad funcional entre «leves» y «graves».

Grave sin síntomas psicóticos: Se necesita una supervisión prácticamente continua para proteger al sujeto del daño físico que se pueda causar a sí mismo o a los demás.

Grave con síntomas psicóticos: Ideas delirantes o alucinaciones. Si es posible, especificar si los síntomas psicóticos son congruentes o no congruentes con el estado de ánimo:

> **Síntomas psicóticos congruentes con el estado de ánimo:** Ideas delirantes y alucinaciones cuyo contenido es enteramente consistente con los temas maníacos o depresivos típicos.
>
> **Síntomas psicóticos no congruentes con el estado de ánimo:** Ideas delirantes y alucinaciones cuyo contenido no consiste en los temas maníacos o depresivos típicos. Se incluyen síntomas como ideas delirantes de persecución (sin relación directa con los temas depresivos o los de grandiosidad), inserción del pensamiento e ideas delirantes de ser controlado.

En remisión parcial: Hay algunos síntomas de un episodio mixto, pero ya no se cumplen totalmente los criterios, o después del final del episodio mixto hay un período sin síntomas significativos del episodio mixto con una duración inferior a 2 meses.

En remisión total: Durante los últimos 2 meses no ha habido signos o síntomas significativos de la alteración.

No especificado.

■ Especificación de cronicidad

Especificar si:

Crónico (puede aplicarse al episodio depresivo mayor actual o más reciente de un trastorno depresivo mayor y a un episodio depresivo mayor de un trastorno bipolar I o bipolar II sólo si éste es el tipo más reciente de episodio afectivo)

Los criterios completos para un episodio depresivo mayor se han cumplido de forma continua durante al menos los 2 últimos años.

■ Especificación de síntomas catatónicos

Especificar si:

Con síntomas catatónicos (puede aplicarse al episodio depresivo mayor, episodio maníaco o episodio mixto actual o más reciente de un trastorno depresivo mayor, un trastorno bipolar I o un trastorno bipolar II)

El cuadro clínico está dominado por al menos dos de los siguientes síntomas:

(1) inmovilidad motora que puede manifestarse por catalepsia (incluida la flexibilidad cérea) o por estupor

(2) actividad motora excesiva (que aparentemente carece de propósito y no está influida por estímulos externos)

(3) negativismo extremo (resistencia aparentemente inmotivada a cualquier tipo de órdenes, o mantenimiento de una postura rígida contra todo intento de ser movido) o mutismo

(4) peculiaridades del movimiento voluntario que pueden manifestarse en la postura (adopción voluntaria de posturas extra-

ñas o inapropiadas), movimientos estereotipados, manierismos patentes o gesticulación exagerada
(5)   ecolalia o ecopraxia

Especificación de síntomas melancólicos

Especificar si:
Con síntomas melancólicos (puede aplicarse al episodio depresivo
mayor actual o más reciente de un trastorno depresivo mayor y a
un episodio depresivo mayor de un trastorno bipolar I o bipolar
II sólo en caso de que éste sea el episodio afectivo más reciente)

A.   Presencia de uno de los siguientes síntomas durante el período más
grave del episodio actual:

(1)   pérdida de placer en todas o casi todas las actividades
(2)   falta de reactividad a los estímulos habitualmente placenteros
(no se siente mejor, ni siquiera temporalmente, cuando sucede algo bueno)

B.   Tres (o más) de los siguientes:

(1)   una cualidad distintiva del estado de ánimo depresivo (p. ej.,
el estado de ánimo depresivo se experimenta de forma distinta del tipo de sentimiento experimentado tras la muerte de un
ser querido)
(2)   la depresión es habitualmente peor por la mañana
(3)   despertar precoz (al menos 2 horas antes de la hora habitual
de despertarse)
(4)   enlentecimiento o agitación psicomotores
(5)   anorexia significativa o pérdida de peso
(6)   culpabilidad excesiva o inapropiada

■ Especificación de síntomas atípicos

Especificar si:

Con síntomas atípicos (puede aplicarse cuando estos síntomas predominan durante las 2 semanas más recientes de un episodio depresivo mayor actual de un trastorno depresivo mayor o en un trastorno bipolar I o bipolar II cuando el episodio depresivo mayor es el tipo más reciente de episodio afectivo, o cuando estos síntomas predominan durante los últimos 2 años de un trastorno distímico; si el episodio depresivo mayor no es actual, se aplica si los síntomas predominan durante un período cualquiera de 2 semanas)

A. Reactividad del estado de ánimo (el estado de ánimo mejora en respuesta a situaciones reales o potencialmente positivas).

B. Dos (o más) de los síntomas siguientes:

(1) aumento significativo del peso o del apetito
(2) hipersomnia
(3) abatimiento (sentir los brazos o las piernas pesados o inertes)
(4) patrón de larga duración de sensibilidad al rechazo interpersonal (no limitado a episodios de alteración del estado de ánimo) que provoca un deterioro social o laboral significativo

C. En el mismo episodio no se cumplen los criterios para los síntomas melancólicos ni para los síntomas catatónicos.

■ Especificación de inicio en el posparto

Especificar si:

Con inicio en el posparto (puede aplicarse al episodio depresivo mayor, maníaco o mixto actual (o más reciente) de un trastorno depresivo mayor, trastorno bipolar I o trastorno bipolar II, o a un trastorno psicótico breve)

Inicio del episodio en las primeras 4 semanas del posparto

Especificaciones que describen el curso de los episodios recidivantes

Las especificaciones que describen el curso de los episodios recidivantes incluyen las especificaciones de curso longitudinal (con o sin recuperación total interepisódica), patrón estacional y ciclos rápidos. Estas especificaciones no se pueden codificar. La tabla 2 indica qué especificaciones del curso son aplicables a cada trastorno del estado de ánimo.

Tabla 2.   Especificaciones del curso que se aplican a los trastornos del estado de ánimo

	Con/sin recuperación interepisódica	Patrón estacional	Ciclos rápidos
Trastorno depresivo mayor, episodio único			
Trastorno depresivo mayor, recidivante	X	X	
Trastorno distímico	X		X
Trastorno bipolar I, episodio maníaco único			
Trastorno bipolar I, episodio más reciente hipomaníaco	X	X	X
Trastorno bipolar I, episodio más reciente maníaco	X	X	X
Trastorno bipolar I, episodio más reciente mixto	X	X	X
Trastorno bipolar I, episodio más reciente depresivo	X	X	X
Trastorno bipolar I, episodio más reciente no especificado	X	X	X
Trastorno bipolar II, hipomaníaco	X	X	X
Trastorno bipolar II, depresivo	X	X	X
Trastorno ciclotímico			

■ Especificación de curso longitudinal

Especificar si (puede aplicarse al trastorno depresivo mayor, recidivante o al trastorno bipolar I o II):

Con recuperación interepisódica total: si se logra una remisión total entre los dos episodios afectivos más recientes

Sin recuperación interepisódica total: si no se logra una remisión total entre los dos episodios afectivos más recientes

Los cuatro gráficos que se muestran seguidamente ilustran los prototipos de grupo:

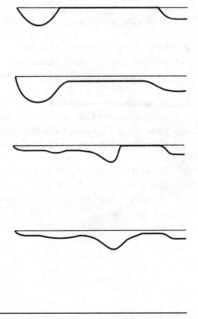

A. Recidivante, con recuperación interepisódica total, sin trastorno distímico.

B. Recidivante, sin recuperación interepisódica total, sin trastorno distímico.

C. Recidivante, con recuperación interepisódica total, superpuesto a un trastorno distímico (codificar también [300.4]).

D. Recidivante, sin recuperación interepisódica total, superpuesto a un trastorno distímico (codificar también [300.4]).

▨ Especificación de patrón estacional

Especificar si:

Con patrón estacional (puede aplicarse al patrón de los episodios depresivos mayores en el trastorno bipolar I, trastorno bipolar II o trastorno depresivo mayor, recidivante)

A. Ha habido una relación temporal sostenida entre el inicio de los episodios depresivos mayores de un trastorno bipolar I o bipolar II, o un trastorno depresivo mayor recurrente, y una determinada época del año (p. ej., aparición regular del episodio depresivo mayor en el otoño o el invierno).

> **Nota.**   No incluir los casos en los que hay un efecto evidente de factores estresantes psicosociales estacionales (p. ej., estar habitualmente en paro todos los inviernos).

B. Las remisiones totales (o un cambio de la depresión a la manía o a la hipomanía) también se dan en una determinada época del año (p. ej., la depresión desaparece en primavera).

C. En los últimos 2 años ha habido dos episodios depresivos mayores que han demostrado la relación estacional temporal definida en los Criterios A y B, y no ha habido episodios depresivos mayores no estacionales en el mismo período.

D. Los episodios depresivos mayores estacionales (descritos antes) tienen que ser sustancialmente más numerosos que los episodios depresivos mayores no estacionales presentados a lo largo de la vida del sujeto.

■ Especificación de ciclos rápidos

Especificar si:
   Con ciclos rápidos (puede aplicarse al trastorno bipolar I o al tras-
      torno bipolar II)

   Al menos cuatro episodios de alteración del estado de ánimo en los
   12 meses previos que cumplen los criterios para un episodio depresivo mayor, maníaco, mixto o hipomaníaco.

Nota.   Los episodios están delimitados por una remisión total o parcial durante al menos
2 meses o por un cambio a un episodio de polaridad opuesta (p. ej., episodio depresivo
mayor a episodio maníaco).

Repudiación de cosas rapida

TRASTORNOS DE ANSIEDAD

Dado que las crisis de angustia y la agorafobia suelen aparecer en el contexto de diversos trastornos de ansiedad, su descripción y sus criterios diagnósticos vienen expuestos por separado en esta sección. Sin embargo, no poseen un código propio ni pueden diagnosticarse como entidades separadas.

■ Crisis de angustia *(panic attack)*

Nota. No se registran las crisis de angustia en un código aislado. Codificar el diagnóstico del trastorno específico en que aparece la crisis de angustia (p. ej., F40.01 Trastorno de angustia con agorafobia [300.21] [pág. 200]).

Aparición temporal y aislada de miedo o malestar intensos, acompañada de cuatro (o más) de los siguientes síntomas, que se inician bruscamente y alcanzan su máxima expresión en los primeros 10 min:

(1) palpitaciones, sacudidas del corazón o elevación de la frecuencia cardíaca
(2) sudación
(3) temblores o sacudidas
(4) sensación de ahogo o falta de aliento
(5) sensación de atragantarse

(6) opresión o malestar torácico
(7) náuseas o molestias abdominales
(8) inestabilidad, mareo o desmayo
(9) desrealización (sensación de irrealidad) o despersonalización (estar separado de uno mismo)
(10) miedo a perder el control o volverse loco
(11) miedo a morir
(12) parestesias (sensación de entumecimiento u hormigueo)
(13) escalofríos o sofocaciones

■ Agorafobia

Nota. No se registra la agorafobia en un código aislado. Codificar el diagnóstico del trastorno específico en que aparece la agorafobia (p. ej., F40.01 Trastorno de angustia con agorafobia [300.21] [pág. 200] o F40.00 Agorafobia sin historia de trastorno de angustia [300.22] [pág. 201]).

A. Aparición de ansiedad al encontrarse en lugares o situaciones donde escapar puede resultar difícil (o embarazoso) o donde, en el caso de aparecer una crisis de angustia inesperada o más o menos relacionada con una situación, o bien síntomas similares a la angustia, puede no disponerse de ayuda. Los temores agorafóbicos suelen estar relacionados con un conjunto de situaciones características, entre las que se incluyen estar solo fuera de casa; mezclarse con la gente o hacer cola; pasar por un puente, o viajar en autobús, tren o automóvil.

Nota. Considerar el diagnóstico de fobia específica si el comportamiento de evitación se limita a una o pocas situaciones específicas, o de fobia social si tan sólo se relaciona con acontecimientos de carácter social.

B. Estas situaciones se evitan (p. ej., se limita el número de viajes), se resisten a costa de un malestar o ansiedad significativos por temor a que aparezca una crisis de angustia o síntomas similares a la angustia, o se hace indispensable la presencia de un conocido para soportarlas.

C. Esta ansiedad o comportamiento de evitación no puede explicarse mejor por la presencia de otro trastorno mental como fobia social (p. ej., evitación limitada a situaciones sociales por miedo a ruborizarse), fobia específica (p. ej., evitación limitada a situaciones aisladas como los ascensores), trastorno obsesivo-compulsivo (p. ej., evitación de todo lo que pueda ensuciar en un individuo con ideas obsesivas de contaminación), trastorno por estrés postraumático (p. ej., evitación de estímulos relacionados con una situación altamente estresante o traumática) o trastorno de ansiedad por separación (p. ej., evitación de abandonar el hogar o la familia).

■ F41.0 Trastorno de angustia sin agorafobia [300.01]

A. Se cumplen (1) y (2):

    (1) crisis de angustia inesperadas recidivantes (v. pág. 197)
    (2) al menos una de las crisis se ha seguido durante 1 mes (o más) de uno (o más) de los siguientes síntomas:

        (a) inquietud persistente ante la posibilidad de tener más crisis
        (b) preocupación por las implicaciones de la crisis o sus consecuencias (por ej., perder el control, sufrir un infarto de miocardio, «volverse loco»)
        (c) cambio significativo del comportamiento relacionado con las crisis

B. Ausencia de agorafobia (v. pág. 198).

C. Las crisis de angustia no se deben a los efectos fisiológicos directos de una sustancia (p. ej., drogas, fármacos) o una enfermedad médica (p. ej., hipertiroidismo).

D. Las crisis de angustia no pueden explicarse mejor por la presencia de otro trastorno mental, como por ejemplo fobia social (p. ej., aparecen al exponerse a situaciones sociales temidas), fobia específica (p. ej., el exponerse a situaciones fóbicas específicas), trastorno obsesivo-compulsivo (p. ej., al exponerse a la suciedad cuando la obsesión versa sobre el tema de la contaminación), trastorno por estrés postraumático (p. ej., en respuesta a estímulos asociados a situaciones altamente estresantes), o trastorno por ansiedad de separación (p. ej., al estar lejos de casa o de los seres queridos).

■ F40.01 Trastorno de angustia con agorafobia [300.21]

A. Se cumplen (1) y (2):

   (1) crisis de angustia inesperadas recidivantes (v. pág. 197)
   (2) al menos una de las crisis se ha seguido durante 1 mes (o más) de uno (o más) de los siguientes síntomas:

      (a) inquietud persistente por la posibilidad de tener más crisis
      (b) preocupación por las implicaciones de la crisis o sus consecuencias (p. ej., perder el control, sufrir un infarto de miocardio, «volverse loco»)
      (c) cambio significativo del comportamiento relacionado con las crisis

B. Presencia de agorafobia (v. pág. 198).

C. Las crisis de angustia no se deben a los efectos fisiológicos directos de una sustancia (p. ej., drogas, fármacos) o una enfermedad médica (p. ej., hipertiroidismo).

D. Las crisis de angustia no pueden explicarse mejor por la presencia de otro trastorno mental, como por ejemplo fobia social (p. ej., aparecen al exponerse a situaciones sociales temidas), fobia específica (p. ej., el exponerse a situaciones fóbicas específicas), trastorno obsesivo-compulsivo (p. ej., al exponerse a la suciedad cuando la obsesión versa sobre el tema de la contaminación), trastorno por estrés postraumático (p. ej., en respuesta a estímulos asociados a situaciones altamente estresantes), o trastorno por ansiedad por separación (p. ej., al estar lejos de casa o de los seres queridos).

■ F40.00 Agorafobia sin historia de trastorno de angustia [300.22]

A. Aparición de agorafobia (v. pág. 198) en relación con el temor de desarrollar síntomas similares a la angustia (p. ej., mareos o diarrea).

B. Nunca se han cumplido los criterios diagnósticos del trastorno de angustia (v. pág. 199).

C. El trastorno no se debe a los efectos fisiológicos directos de una sustancia (drogas, fármacos) o de una enfermedad médica.

D. Si el individuo presenta una enfermedad médica, el temor descrito en el Criterio A es claramente excesivo en comparación con el habitualmente asociado a la enfermedad médica.

■ F40.2 Fobia específica (*antes* fobia simple) [300.29]

A. Temor acusado y persistente que es excesivo o irracional, desenca-
    denado por la presencia o anticipación de un objeto o situación
    específicos (p. ej., volar, precipicios, animales, administración de
    inyecciones, visión de sangre).

B. La exposición al estímulo fóbico provoca casi invariablemente
    una respuesta inmediata de ansiedad, que puede tomar la for-
    ma de una crisis de angustia situacional o más o menos relacio-
    nada con una situación determinada. **Nota:** En los niños la
    ansiedad puede traducirse en lloros, berrinches, inhibición o
    abrazos.

C. La persona reconoce que este miedo es excesivo o irracional.
    Nota: En los niños este reconocimiento puede faltar.

D. La(s) situación(es) fóbica(s) se evitan o se soportan a costa de una
    intensa ansiedad o malestar.

E. Los comportamientos de evitación, la anticipación ansiosa, o el
    malestar provocados por la(s) situación(es) temida(s) interfieren
    acusadamente con la rutina normal de la persona, con las relacio-
    nes laborales (o académicas) o sociales, o bien provocan un males-
    tar clínicamente significativo.

F. En los menores de 18 años la duración de estos síntomas debe
    haber sido de 6 meses como mínimo.

G. La ansiedad, las crisis de angustia o los comportamientos de evi-
    tación fóbica asociados a objetos o situaciones específicos no
    pueden explicarse mejor por la presencia de otro trastorno men-
    tal, por ejemplo, un trastorno obsesivo-compulsivo (p. ej., mie-

do a la suciedad en un individuo con ideas obsesivas de contaminación), trastorno por estrés postraumático (p. ej., evitación
de estímulos relacionados con un acontecimiento altamente
estresante), trastorno de ansiedad por separación (p. ej., evitación de ir a la escuela), fobia social (p. ej., evitación de situaciones sociales por miedo a que resulten embarazosas), trastorno de
angustia con agorafobia, o agorafobia sin historia de trastorno
de angustia.

Especificar tipo:

Tipo animal: si el miedo hace referencia a animales o insectos. Este subtipo suele iniciarse en la infancia

Tipo ambiental: si hace referencia a situaciones relacionadas con la
naturaleza y los fenómenos atmosféricos como tormentas, precipi-
cios o agua. Este subtipo suele iniciarse en la infancia

Tipo sangre-inyecciones-daño: si el miedo hace referencia a la visión de
sangre o heridas, o a recibir inyecciones u otras intervenciones
médicas de carácter invasivo. Este subtipo presenta una incidencia
marcadamente familiar y suele caracterizarse por una intensa respuesta vasovagal

Tipo situacional: si el miedo hace referencia a situaciones específicas
como transportes públicos, túneles, puentes, ascensores, aviones,
coche o recintos cerrados. El inicio de este trastorno sigue una
distribución bimodal, con un pico de mayor incidencia en la
segunda infancia y otro a mitad de la tercera década de la vida. Su
incidencia en función del sexo, su patrón de incidencia familiar y
su edad de inicio son similares a los del trastorno de angustia con
agorafobia

Otros tipos: si el miedo hace referencia a otro tipo de estímulos,
entre los que se incluyen las situaciones que pueden conducir al
atragantamiento, al vómito, a la adquisición de una enfermedad; fobia a los «espacios» (es decir, el individuo tiene miedo a
caerse si no hay paredes u otros medios de sujeción), y el miedo
que los niños tienen a los sonidos altos o a las personas disfra-
zadas

■ F40.1 Fobia social [300.23]

A. Temor acusado y persistente por una o más situaciones sociales o actuaciones en público en las que el sujeto se ve expuesto a personas que no pertenecen al ámbito familiar o a la posible evaluación por parte de los demás. El individuo teme actuar de un modo (o mostrar síntomas de ansiedad) que sea humillante o embarazoso. **Nota:** En los niños es necesario haber demostrado que sus capacidades para relacionarse socialmente con sus familiares son normales y han existido siempre, y que la ansiedad social aparece en las reuniones con individuos de su misma edad y no sólo en cualquier interrelación con un adulto.

B. La exposición a las situaciones sociales temidas provoca casi invariablemente una respuesta inmediata de ansiedad, que puede tomar la forma de una crisis de angustia situacional o más o menos relacionada con una situación. **Nota:** En los niños la ansiedad puede traducirse en lloros, berrinches, inhibición o retraimiento en situaciones sociales donde los asistentes no pertenecen al marco familiar.

C. El individuo reconoce que este temor es excesivo o irracional. **Nota:** En los niños puede faltar este reconocimiento.

D. Las situaciones sociales o actuaciones en público temidas se evitan o bien se experimentan con ansiedad o malestar intensos.

E. Los comportamientos de evitación, la anticipación ansiosa, o el malestar que aparece en la(s) situación(es) social(es) o actuación(es) en público temida(s) interfieren acusadamente con la rutina normal del individuo, con sus relaciones laborales (o académicas) o sociales, o bien producen un malestar clínicamente significativo.

F. En los individuos menores de 18 años la duración del cuadro sintomático debe prolongarse como mínimo 6 meses.

G. El miedo o el comportamiento de evitación no se deben a los efectos fisiológicos directos de una sustancia (p. ej., drogas, fármacos) o de una enfermedad médica y no pueden explicarse mejor por la presencia de otro trastorno mental (p. ej., trastorno de angustia con o sin agorafobia, trastorno de ansiedad por separación, trastorno dismórfico corporal, un trastorno generalizado del desarrollo o trastorno esquizoide de la personalidad).

H. Si hay una enfermedad médica u otro trastorno mental, el temor descrito en el Criterio A no se relaciona con estos procesos (p. ej., el miedo no es debido a la tartamudez, a los temblores de la enfermedad de Parkinson o a la exhibición de conductas alimentarias anormales en la anorexia nerviosa o en la bulimia nerviosa).

Especificar si:

Generalizada: si los temores hacen referencia a la mayoría de las situaciones sociales (p. ej., iniciar o mantener conversaciones, participar en pequeños grupos, tener citas, hablar con las figuras de autoridad, asistir a fiestas). **Nota:** Considerar también el diagnóstico adicional de trastorno de la personalidad por evitación

■ F42.8 Trastorno obsesivo-compulsivo [300.3]

A. Se cumple para las obsesiones y las compulsiones:

Las obsesiones se definen por (1), (2), (3) y (4):

(1) pensamientos, impulsos o imágenes recurrentes y persistentes que se experimentan en algún momento del trastorno como intrusos e inapropiados, y causan ansiedad o malestar significativos

(2) los pensamientos, impulsos o imágenes no se reducen a simples preocupaciones excesivas sobre problemas de la vida real

(3) la persona intenta ignorar o suprimir estos pensamientos, impulsos o imágenes, o bien intenta neutralizarlos mediante otros pensamientos o actos

(4) la persona reconoce que estos pensamientos, impulsos o imágenes obsesivos son el producto de su mente (y no vienen impuestos como en la inserción del pensamiento)

Las compulsiones se definen por (1) y (2):

(1) comportamientos (p. ej., lavado de manos, puesta en orden de objetos, comprobaciones) o actos mentales (p. ej., rezar, contar o repetir palabras en silencio) de carácter repetitivo, que el individuo se ve obligado a realizar en respuesta a una obsesión o con arreglo a ciertas reglas que debe seguir estrictamente

(2) el objetivo de estos comportamientos u operaciones mentales es la prevención o reducción del malestar o la prevención de algún acontecimiento o situación negativos; sin embargo, estos comportamientos u operaciones mentales o bien no están conectados de forma realista con aquello que pretenden neutralizar o prevenir o bien resultan claramente excesivos

B. En algún momento del curso del trastorno la persona ha reconocido que estas obsesiones o compulsiones resultan excesivas o irracionales. **Nota:** Este punto no es aplicable en los niños.

C. Las obsesiones o compulsiones provocan un malestar clínico significativo, representan una pérdida de tiempo (suponen más de 1 hora al día) o interfieren marcadamente con la rutina diaria del individuo, sus relaciones laborales (o académicas) o su vida social.

D. Si hay otro trastorno del Eje I, el contenido de las obsesiones o compulsiones no se limita a él (p. ej., preocupaciones por la comida en un trastorno alimentario, arranque de cabellos en la tricotilomanía, inquietud por la propia apariencia en el trastorno dismórfico corporal, preocupación por las drogas en un trastorno por consumo de sustancias, preocupación por estar padeciendo una grave enfermedad en la hipocondría, preocupación por las necesidades o fantasías sexuales en una parafilia o sentimientos repetitivos de culpabilidad en el trastorno depresivo mayor).

E. El trastorno no se debe a los efectos fisiológicos directos de una sustancia (p. ej., drogas, fármacos) o de una enfermedad médica.

Especificar si:
   Con poca conciencia de enfermedad: si, durante la mayor parte del tiempo del episodio actual, el individuo no reconoce que las obsesiones o compulsiones son excesivas o irracionales

---

■ F43.1 Trastorno por estrés postraumático [309.81]

A. La persona ha estado expuesta a un acontecimiento traumático en el que han existido (1) y (2):

   (1) la persona ha experimentado, presenciado o le han explicado uno (o más) acontecimientos caracterizados por muertes o amenazas para su integridad física o la de los demás
   (2) la persona ha respondido con un temor, una desesperanza o un horror intensos. **Nota:** En los niños estas respuestas pueden expresarse en comportamientos desestructurados o agitados

B. El acontecimiento traumático es reexperimentado persistentemente a través de una (o más) de las siguientes formas:

   (1) recuerdos del acontecimiento recurrentes e intrusos que provocan malestar y en los que se incluyen imágenes, pensamientos o percepciones. **Nota:** En los niños pequeños esto puede expresarse en juegos repetitivos donde aparecen temas o aspectos característicos del trauma

    (2)   sueños de carácter recurrente sobre el acontecimiento, que producen malestar. **Nota:** En los niños puede haber sueños terroríficos de contenido irreconocible

    (3)   el individuo actúa o tiene la sensación de que el acontecimiento traumático está ocurriendo (se incluye la sensación de estar reviviendo la experiencia, ilusiones, alucinaciones y episodios disociativos de *flashback*, incluso los que aparecen al despertarse o al intoxicarse). **Nota:** Los niños pequeños pueden reescenificar el acontecimiento traumático específico

    (4)   malestar psicológico intenso al exponerse a estímulos internos o externos que simbolizan o recuerdan un aspecto del acontecimiento traumático

    (5)   respuestas fisiológicas al exponerse a estímulos internos o externos que simbolizan o recuerdan un aspecto del acontecimiento traumático

C.   Evitación persistente de estímulos asociados al trauma y embotamiento de la reactividad general del individuo (ausente antes del trauma), tal y como indican tres (o más) de los siguientes síntomas:

    (1)   esfuerzos para evitar pensamientos, sentimientos o conversaciones sobre el suceso traumático

    (2)   esfuerzos para evitar actividades, lugares o personas que motivan recuerdos del trauma

    (3)   incapacidad para recordar un aspecto importante del traumatismo

    (4)   reducción acusada del interés o la participación en actividades significativas

    (5)   sensación de desapego o enajenación frente a los demás

    (6)   restricción de la vida afectiva (p. ej., incapacidad para tener sentimientos de amor)

    (7)   sensación de un futuro limitado (p. ej., no espera obtener un empleo, casarse, formar una familia o, en definitiva, tener la esperanza de una vida normal)

D. Síntomas persistentes de aumento de la activación *(arousal)* (ausente antes del trauma), tal y como indican dos (o más) de los siguientes síntomas:

(1) dificultades para conciliar o mantener el sueño
(2) irritabilidad o ataques de ira
(3) dificultades para concentrarse
(4) hipervigilancia
(5) respuestas exageradas de sobresalto

E. Estas alteraciones (síntomas de los Criterios B, C y D) se prolongan más de 1 mes.

F. Estas alteraciones provocan malestar clínico significativo o deterioro social, laboral o de otras áreas importantes de la actividad del individuo.

Especificar si:
Agudo: si los síntomas duran menos de 3 meses
Crónico: si los síntomas duran 3 meses o más

Especificar si:
De inicio demorado: entre el acontecimiento traumático y el inicio de los síntomas han pasado como mínimo 6 meses

---

■ F43.0 Trastorno por estrés agudo [308.3]

A. La persona ha estado expuesta a un acontecimiento traumático en el que han existido (1) y (2):

(1) la persona ha experimentado, presenciado o le han explicado uno (o más) acontecimientos caracterizados por muertes o amenazas para su integridad física o la de los demás

(2) la persona ha respondido con un temor, una desesperanza o un horror intensos

B. Durante o después del acontecimiento traumático, el individuo presenta tres (o más) de los siguientes síntomas disociativos:

(1) sensación subjetiva de embotamiento, desapego o ausencia de reactividad emocional
(2) reducción del conocimiento de su entorno (p. ej., estar aturdido)
(3) desrealización
(4) despersonalización
(5) amnesia disociativa (p. ej., incapacidad para recordar un aspecto importante del trauma)

C. El acontecimiento traumático es reexperimentado persistentemente en al menos una de estas formas: imágenes, pensamientos, sueños, ilusiones, episodios de *flashback* recurrentes o sensación de estar reviviendo la experiencia, y malestar al exponerse a objetos o situaciones que recuerdan el acontecimiento traumático.

D. Evitación acusada de estímulos que recuerdan el trauma (p. ej., pensamientos, sentimientos, conversaciones, actividades, lugares, personas).

E. Síntomas acusados de ansiedad o aumento de la activación *(arousal)* (p. ej., dificultades para dormir, irritabilidad, mala concentración, hipervigilancia, respuestas exageradas de sobresalto, inquietud motora).

F. Estas alteraciones provocan malestar clínicamente significativo o deterioro social, laboral o de otras áreas importantes de la actividad del individuo, o interfieren de forma notable con su capacidad para llevar a cabo tareas indispensables, por ejemplo, obtener la ayuda o los recursos humanos necesarios explicando el acontecimiento traumático a los miembros de su familia.

G. Estas alteraciones duran un mínimo de 2 días y un máximo de 4 semanas, y aparecen en el primer mes que sigue al acontecimiento traumático.

H. Estas alteraciones no se deben a los efectos fisiológicos directos de una sustancia (p. ej., drogas, fármacos) o a una enfermedad médica, no se explican mejor por la presencia de un trastorno psicótico breve y no constituyen una mera exacerbación de un trastorno preexistente de los Ejes I o II.

▣ F41.1 Trastorno de ansiedad generalizada (incluye el trastorno por ansiedad excesiva infantil) [300.02]

A. Ansiedad y preocupación excesivas (expectación aprensiva) sobre una amplia gama de acontecimientos o actividades (como el rendimiento laboral o escolar), que se prolongan más de 6 meses.

B. Al individuo le resulta difícil controlar este estado de constante preocupación.

C. La ansiedad y preocupación se asocian a tres (o más) de los seis síntomas siguientes (algunos de los cuales han persistido más de 6 meses). **Nota:** En los niños sólo se requiere uno de estos síntomas:

   (1) inquietud o impaciencia
   (2) fatigabilidad fácil
   (3) dificultad para concentrarse o tener la mente en blanco
   (4) irritabilidad
   (5) tensión muscular
   (6) alteraciones del sueño (dificultad para conciliar o mantener el sueño, o sensación al despertarse de sueño no reparador)

D. El centro de la ansiedad y de la preocupación no se limita a los
    síntomas de un trastorno del Eje I; por ejemplo, la ansiedad o
    preocupación no hacen referencia a la posibilidad de presentar
    una crisis de angustia (como en el trastorno de angustia), pasar-
    lo mal en público (como en la fobia social), contraer una enfer-
    medad (como en el trastorno obsesivo-compulsivo), estar lejos
    de casa o de los seres queridos (como en el trastorno de ansiedad
    por separación), engordar (como en la anorexia nerviosa), tener
    quejas de múltiples síntomas físicos (como en el trastorno de
    somatización) o padecer una enfermedad grave (como en la
    hipocondría), y la ansiedad y la preocupación no aparecen exclu-
    sivamente en el transcurso de un trastorno por estrés postrau-
    mático.

E. La ansiedad, la preocupación o los síntomas físicos provocan
    malestar clínicamente significativo o deterioro social, laboral o de
    otras áreas importantes de la actividad del individuo.

F. Estas alteraciones no se deben a los efectos fisiológicos directos de
    una sustancia (p. ej., drogas, fármacos) o a una enfermedad médica
    (p. ej., hipertiroidismo) y no aparecen exclusivamente en el trans-
    curso de un trastorno del estado de ánimo, un trastorno psicótico o
    un trastorno generalizado del desarrollo.

■ F06.4   Trastorno de ansiedad debido a... *(indicar enfermedad médica)* [293.84]

A. La ansiedad prominente, las crisis de angustia o las obsesiones o
    compulsiones predominan en el cuadro clínico.

B. A partir de la historia clínica, de la exploración física o de las prue-
    bas de laboratorio se demuestra que las alteraciones son la conse-
    cuencia fisiológica directa de una enfermedad médica.

C. Estas alteraciones no pueden explicarse mejor por la presencia de otro trastorno mental (p. ej., trastorno adaptativo con ansiedad en el que el agente estresante es una enfermedad médica grave).

D. Estas alteraciones no aparecen exclusivamente en el transcurso de un delirium.

E. Estas alteraciones provocan un malestar clínicamente significativo o deterioro social, laboral o de otras áreas importantes de la actividad del individuo.

Especificar si:

Con ansiedad generalizada: cuando predomina una ansiedad o preocupación excesivas centradas en múltiples acontecimientos o actividades

Con crisis de angustia: cuando predominan las crisis de angustia (v. pág. 197)

Con síntomas obsesivo-compulsivos: cuando predominan las obsesiones o las compulsiones en la presentación clínica

Nota de codificación. Incluir el nombre de la enfermedad médica en el Eje I, por ejemplo, F06.4 Trastorno de ansiedad debido a feocromocitoma, con ansiedad generalizada [293.84]; codificar también la enfermedad médica en el Eje III.

■ Trastorno de ansiedad inducido por sustancias

A. La ansiedad de carácter prominente, las crisis de angustia o las obsesiones o compulsiones predominan en el cuadro clínico.

B. A partir de la historia clínica, de la exploración física o de las pruebas de laboratorio se demuestra que (1) o (2):

(1) los síntomas del Criterio A aparecen durante la intoxicación o abstinencia o en el primer mes siguiente

   (2) el consumo del medicamento está relacionado etiológica-
        mente con la alteración

C. La alteración no se explica mejor por la presencia de un trastorno
    de ansiedad no inducido por sustancias. Entre las pruebas que
    demuestran que los síntomas pueden atribuirse más correctamen-
    te a un trastorno de ansiedad no inducido por sustancias se inclu-
    yen las siguientes: la aparición de los síntomas precede al consumo
    de la sustancia (o medicamento); los síntomas persisten durante un
    tiempo considerable (p. ej., alrededor de 1 mes) después del final
    del período agudo de intoxicación o de abstinencia, o son clara-
    mente excesivos en comparación con los que cabría esperar tenien-
    do en cuenta el tipo o la cantidad de sustancia consumida o la
    duración de este consumo; o existen otras pruebas que sugieren la
    existencia de un trastorno de ansiedad independiente no inducido
    por sustancias (p. ej., una historia de episodios de carácter recidi-
    vante no relacionados con sustancias).

D. La alteración no aparece exclusivamente en el transcurso de un
    delirium.

E. La alteración provoca un malestar clínicamente significativo o
    deterioro social, laboral o de otras áreas importantes de la actividad
    del individuo.

Nota.   Sólo debe efectuarse este diagnóstico en vez del de intoxicación o abstinencia
cuando los síntomas de ansiedad son claramente excesivos en comparación con los que
cabría esperar en una intoxicación o una abstinencia y cuando son de suficiente gravedad
como para merecer una atención clínica independiente.

Código para el trastorno de ansiedad inducido por (sustancia específica)
   (F10.8 Alcohol [291.89]; F16.8 Alucinógenos [292.89]; F15.8 Anfetamina [o sustancias similares] [292.89]; F15.8 Cafeína [292.89];
   F12.8 *Cannabis* [292.89]; F14.8 Cocaína [292.89]; F19.8 Fenciclidina [o derivados] [292.89]; F18.87 Inhalantes [292.89]; F13.8
   Sedantes, hipnóticos o ansiolíticos [292.89]; F19.8 Otras sustancias
   [o desconocidas] [292.89])

Nota de codificación. Véase página 108 para procedimiento de tipificación.

Especificar si:

Con ansiedad generalizada: si predominan una ansiedad o una
preocupación excesivas, centradas en múltiples acontecimientos o actividades

Con crisis de angustia: si predominan las crisis de angustia
(v. pág. 197)

Con síntomas obsesivo-compulsivos: si predominan las obsesiones
o las compulsiones

Con síntomas fóbicos: si predominan síntomas de carácter fóbico

Especificar si (v. tabla 2, págs. 100-101, para la aplicabilidad de las sustancias):

De inicio durante la intoxicación: si se cumplen los criterios diagnósticos de intoxicación por una sustancia y los síntomas aparecen durante el síndrome de intoxicación

De inicio durante la abstinencia: si se cumplen los criterios diagnósticos de síndrome de abstinencia de una sustancia y los síntomas aparecen durante o poco después de la abstinencia

■ F41.9 Trastorno de ansiedad no especificado [300.00]

Esta categoría incluye los trastornos con síntomas prominentes de
ansiedad o evitación fóbica que no reúnen los criterios diagnósticos de
ningún trastorno de ansiedad, trastorno adaptativo con ansiedad o trastorno adaptativo mixto, con ansiedad y estado de ánimo depresivo. Son
ejemplos los siguientes:

1. Trastorno mixto ansioso-depresivo: síntomas de ansiedad y
depresión clínicamente significativos, aunque no se cumplen
los criterios diagnósticos de un trastorno del estado de ánimo

específico ni de un trastorno de ansiedad específico (v. Apéndice B del DSM-IV-TR para los criterios de investigación que se sugieren).

2. Síntomas de fobia social clínicamente significativos relacionados con el impacto social provocado por una enfermedad médica o un trastorno mental (p. ej., enfermedad de Parkinson, enfermedades dermatológicas, tartamudez, anorexia nerviosa, trastorno dismórfico corporal).

3. Situaciones en las que la alteración es lo suficentemente grave como para requerir un diagnóstico de trastorno de ansiedad, aunque el individuo no presenta el suficiente número de síntomas para cumplir todos los criterios de un trastorno de ansiedad específico; por ejemplo, una persona que presenta todos los rasgos del trastorno de angustia sin agorafobia a excepción de que todas las crisis de angustia son crisis de la sintomatología limitada.

4. Situaciones en las que el clínico confirma la presencia de un trastorno de ansiedad, pero le resulta imposible determinar si es de carácter primario, debido a enfermedad médica o inducido por sustancias.

TRASTORNOS SOMATOMORFOS

■ F45.0 Trastorno de somatización [300.81]

A. Historia de múltiples síntomas físicos, que empieza antes de los 30 años, persiste durante varios años y obliga a la búsqueda de atención médica o provoca un deterioro significativo social, laboral, o de otras áreas importantes de la actividad del individuo.

B. Deben cumplirse todos los criterios que se exponen a continuación, y cada síntoma puede aparecer en cualquier momento de la alteración:

(1) *cuatro síntomas dolorosos:* historia de dolor relacionada con al menos cuatro zonas del cuerpo o cuatro funciones (p. ej., cabeza, abdomen, dorso, articulaciones, extremidades, tórax, recto; durante la menstruación, el acto sexual o la micción)

(2) *dos síntomas gastrointestinales:* historia de al menos dos síntomas gastrointestinales distintos al dolor (p. ej., náuseas, distensión abdominal, vómitos [no durante el embarazo], diarrea o intolerancia a diferentes alimentos)

(3) *un síntoma sexual:* historia de al menos un síntoma sexual o reproductor al margen del dolor (p. ej., indiferencia sexual, disfunción eréctil o eyaculatoria, menstruaciones irregulares, pérdidas menstruales excesivas, vómitos durante el embarazo)

(4) *un síntoma seudoneurológico:* historia de al menos un síntoma o déficit que sugiera un trastorno neurológico no limitado a dolor (síntomas de conversión del tipo de la alteración de la coordinación psicomotora o del equilibrio, parálisis o debilidad muscular localizada, dificultad para
deglutir, sensación de nudo en la garganta, afonía, retención urinaria, alucinaciones, pérdida de la sensibilidad táctil y dolorosa, diplopía, ceguera, sordera, convulsiones; síntomas disociativos como amnesia; o pérdida de conciencia
distinta del desmayo)

C. Cualquiera de las dos características siguientes:

(1) tras un examen adecuado, ninguno de los síntomas del Criterio B puede explicarse por la presencia de una enfermedad
médica conocida o por los efectos directos de una sustancia
(p. ej., drogas o fármacos)

(2) si hay una enfermedad médica, los síntomas físicos o el deterioro social o laboral son excesivos en comparación con lo
que cabría esperar por la historia clínica, la exploración física
o los hallazgos de laboratorio

D. Los síntomas no se producen intencionadamente y no son simulados (a diferencia de lo que ocurre en el trastorno facticio y en la
simulación).

■ F45.1 Trastorno somatomorfo indiferenciado [300.82]

A. Uno o más síntomas físicos (p. ej., fatiga, pérdida del apetito, síntomas gastrointestinales o urinarios).

B. Cualquiera de las dos características siguientes:

    (1)   tras un examen adecuado, los síntomas no pueden explicarse por la presencia de una enfermedad médica conocida o por los efectos directos de una sustancia (p. ej., droga de abuso o medicación)

    (2)   si hay una enfermedad médica, los síntomas físicos o el deterioro social o laboral son excesivos en comparación con lo que cabría esperar por la historia clínica, la exploración física o los hallazgos de laboratorio

C.   Los síntomas provocan un malestar clínico significativo o un deterioro social, laboral o de otras áreas importantes de la actividad del individuo.

D.   La duración del trastorno es al menos de 6 meses.

E.   La alteración no se explica mejor por la presencia de otro trastorno mental (p. ej., otro trastorno somatomorfo, disfunciones sexuales, trastornos del estado de ánimo, trastornos de ansiedad, trastornos del sueño o trastorno psicótico).

F.   Los síntomas no se producen intencionadamente ni son simulados (a diferencia de lo que sucede en el trastorno facticio o en la simulación).

■ F44.x Trastorno de conversión [300.11]

A.   Uno o más síntomas o déficit que afectan las funciones motoras voluntarias o sensoriales y que sugieren una enfermedad neurológica o médica.

B.   Se considera que los factores psicológicos están asociados al síntoma o al déficit debido a que el inicio o la exacerbación del cuadro vienen precedidos por conflictos u otros desencadenantes.

C.   El síntoma o déficit no está producido intencionadamente y no es simulado (a diferencia de lo que ocurre en el trastorno facticio o en la simulación).

D.   Tras un examen clínico adecuado, el síntoma o déficit no se explica por la presencia de una enfermedad médica, por los efectos directos de una sustancia o por un comportamiento o experiencia culturalmente normales.

E.   El síntoma o déficit provoca malestar clínicamente significativo o deterioro social, laboral, o de otras áreas importantes de la actividad del sujeto, o requieren atención médica.

F.   El síntoma o déficit no se limita a dolor o a disfunción sexual, no aparece exclusivamente en el transcurso de un trastorno de somatización y no se explica mejor por la presencia de otro trastorno mental.

Código basado en el tipo de síntoma o déficit:

.4   **Con síntoma o déficit motor** (p. ej., alteración de la coordinación psicomotora y del equilibrio, parálisis o debilidad muscular localizada, dificultad para deglutir, sensación de «nudo en la garganta», afonía y retención urinaria)

.5   **Con síntoma o déficit sensorial** (p. ej., sensación de pérdida de la sensibilidad táctil y dolorosa, diplopía, ceguera, sordera y alucinaciones)

.6   **Con crisis y convulsiones:** incluye crisis o convulsiones, con presencia de componente motor voluntario o sensorial

.7   **De presentación mixta:** si hay síntomas de más de una categoría

■ F45.4 Trastorno por dolor

A.   El síntoma principal del cuadro clínico es el dolor localizado en una o más zonas del cuerpo, de suficiente gravedad como para merecer atención médica.

B.   El dolor provoca malestar clínicamente significativo o deterioro social, laboral o de otras áreas importantes de la actividad del individuo.

C.   Se estima que los factores psicológicos desempeñan un papel importante en el inicio, la gravedad, la exacerbación o la persistencia del dolor.

D.   El síntoma o déficit no es simulado ni producido intencionadamente (a diferencia de lo que ocurre en la simulación y en el trastorno facticio).

E.   El dolor no se explica mejor por la presencia de un trastorno del estado de ánimo, un trastorno de ansiedad o un trastorno psicótico y no cumple los criterios de dispareunia.

Codificar el tipo:

Trastorno por dolor asociado a factores psicológicos [307.80]: se cree que los factores psicológicos desempeñan un papel importante en el inicio, la gravedad, la exacerbación o la persistencia del dolor (si hay una enfermedad médica, ésta no desempeña un papel importante en el inicio, la gravedad, la exacerbación o la persistencia del dolor). Este tipo de trastorno por dolor no debe diagnosticarse si se cumplen también los criterios para trastorno de somatización.

Trastorno por dolor asociado a factores psicológicos y a enfermedad médica [307.89]: tanto los factores psicológicos como la enfermedad médica desempeñan un papel importante en el inicio, la gravedad, la exacerbación o la persistencia del dolor. La enfermedad médica asociada y la localización anatómica (v. después) se codifican en el Eje III.

Especificar (para ambos tipos) si:

Agudo: duración menor a 6 meses
Crónico: duración igual o superior a 6 meses

Nota. El trastorno siguiente no se considera un trastorno mental y se incluye aquí únicamente para facilitar el diagnóstico diferencial.

Trastorno por dolor asociado a enfermedad médica: la enfermedad médica desempeña un papel importante en el inicio, la gravedad, la exacerbación o la persistencia del dolor. (Si existen factores psicológicos, no se estima que desempeñen un papel importante en el inicio, la gravedad, la exacerbación o la persistencia del dolor.) El código diagnóstico para el dolor se selecciona en base a la enfermedad médica asociada si se conoce ésta o a la localización anatómica del dolor si la enfermedad médica subyacente no está claramente establecida: por ejemplo, M54.5 Dolor lumbar [724.2], M54.3 Dolor ciático [724.3], R10.2 Dolor pélvico [625.9], R51 Cefalea [784.0], R51 Dolor facial [784.0], R07.4 Dolor torácico [786.50], M25.5 Dolor articular [719.4], M89.8 Dolor óseo [733.90], R10.4 Dolor abdominal [789.0], N64.4 Dolor de mama [611.71], N23 Dolor renal [788.0], H92.0 Dolor de oídos [388.70], H57.1 Dolor de ojos [379.91], R07.0 Dolor de garganta [784.1], K08.8 Dolor de dientes [525.9] y N23 Dolor urinario [788.0].

■ F45.2 Hipocondría [300.7]

A. Preocupación y miedo a tener, o la convicción de padecer, una enfermedad grave a partir de la interpretación personal de síntomas somáticos.

B. La preocupación persiste a pesar de las exploraciones y explicaciones médicas apropiadas.

C. La creencia expuesta en el Criterio A no es de tipo delirante (a diferencia del trastorno delirante de tipo somático) y no se limita a preocupaciones sobre el aspecto físico (a diferencia del trastorno dismórfico corporal).

D. La preocupación provoca malestar clínicamente significativo o deterioro social, laboral o de otras áreas importantes de la actividad del individuo.

E. La duración del trastorno es de al menos 6 meses.

F. La preocupación no se explica mejor por la presencia de trastorno de ansiedad generalizada, trastorno obsesivo-compulsivo, trastorno de angustia, episodio depresivo mayor, ansiedad por separación u otro trastorno somatomorfo.

Especificar si:

Con poca conciencia de enfermedad: si durante la mayor parte del episodio el individuo no se da cuenta de que la preocupación por padecer una enfermedad grave es excesiva o injustificada

■ F45.2 Trastorno dismórfico corporal [300.7]

A. Preocupación por algún defecto imaginado del aspecto físico. Cuando hay leves anomalías físicas, la preocupación del individuo es excesiva.

B. La preocupación provoca malestar clínicamente significativo o deterioro social, laboral o de otras áreas importantes de la actividad del individuo.

C. La preocupación no se explica mejor por la presencia de otro trastorno mental (p. ej., insatisfacción con el tamaño y la silueta corporales en la anorexia nerviosa).

■ F45.9 Trastorno somatomorfo no especificado [300.82]

En esta categoría se incluyen los trastornos con síntomas somatomorfos que no cumplen los criterios para un trastorno somatomorfo específico. Los ejemplos incluyen:

1. Seudociesis: creencia errónea de estar embarazada, con signos objetivos de embarazo como agrandamiento de la cavidad abdominal (sin protrusión umbilical), flujo menstrual reducido, amenorrea, sensación subjetiva de movimientos fetales, náuseas, secreciones y congestión mamarias y dolores «apropiados» el día esperado del parto. Puede haber cambios de tipo endocrino, pero el síndrome no puede explicarse por la presencia de una enfermedad médica causante de alteraciones endocrinas (p. ej., tumor secretor de hormonas).

2. Un trastorno que implique síntomas hipocondríacos no psicóticos de menos de 6 meses de duración.

3. Un trastorno con síntomas físicos no explicados (p. ej., cansancio o debilidad muscular) de menos de 6 meses de duración que no sea debido a otro trastorno mental.

TRASTORNOS FACTICIOS

■ F68.1 Trastorno facticio [300.xx]

A. Fingimiento o producción intencionada de signos o síntomas físicos o psicológicos.

B. El sujeto busca asumir el papel de enfermo.

C. Ausencia de incentivos externos para el comportamiento (p. ej., una ganancia económica, evitar la responsabilidad legal o mejorar el bienestar físico, como ocurre en el caso de la simulación).

Especificar el tipo:

   Trastornos facticios con predominio de signos y síntomas psicológicos [300.16]: si los signos y síntomas que predominan en el cuadro clínico son los psicológicos

   Trastornos facticios con predominio de signos y síntomas físicos [300.19]: si los signos y síntomas que predominan en el cuadro clínico son los físicos

   Trastornos facticios con signos y síntomas psicológicos y físicos [300.19]: si existe una combinación de signos y síntomas psicológicos y físicos sin que en el cuadro clínico predominen unos sobre otros

◼ F68.1 Trastorno facticio no especificado [300.19]

En este subtipo deben constar los trastornos facticios que no pueden clasificarse en ninguna de las categorías específicas anteriores. Por ejemplo, el individuo que simula o produce signos o síntomas físicos o psicológicos a otra persona que se encuentra bajo su custodia, con el propósito de asumir indirectamente el papel de enfermo (v. Apéndice B del DSM-IV-TR para los criterios sugeridos).

TRASTORNOS DISOCIATIVOS

■ **F44.0 Amnesia disociativa**
  (*antes* amnesia psicógena) [300.12]

A. La alteración predominante consiste en uno o más episodios de incapacidad para recordar información personal importante, generalmente un acontecimiento de naturaleza traumática o estresante, que es demasiado amplia para ser explicada a partir del olvido ordinario.

B. La alteración no aparece exclusivamente en el trastorno de identidad disociativo, en la fuga disociativa, en el trastorno por estrés postraumático, en el trastorno por estrés agudo o en el trastorno de somatización, y no es debida a los efectos fisiológicos directos de una sustancia (p. ej., drogas o fármacos) o a una enfermedad médica o neurológica (p. ej., trastorno amnésico por traumatismo craneal).

C. Los síntomas producen malestar clínico significativo o deterioro social, laboral o de otras áreas importantes de la actividad del individuo.

■ F44.1 Fuga disociativa (*antes* fuga psicógena) [300.13]

A. La alteración esencial de este trastorno consiste en viajes repentinos e inesperados lejos del hogar o del puesto de trabajo, con incapacidad para recordar el pasado del individuo.

B. Confusión sobre la identidad personal, o asunción de una nueva identidad (parcial o completa).

C. El trastorno no aparece exclusivamente en el transcurso de un trastorno de identidad disociativo y no es debido a los efectos fisiológicos de una sustancia (p. ej., drogas o fármacos) o de una enfermedad médica (p. ej., epilepsia del lóbulo temporal).

D. Los síntomas producen malestar clínico significativo o deterioro social, laboral o de otras áreas importantes de la actividad del individuo.

■ F44.81 Trastorno de identidad disociativo (*antes* trastorno de personalidad múltiple) [300.14]

A. Presencia de dos o más identidades o estados de personalidad (cada una con un patrón propio y relativamente persistente de percepción, interacción y concepción del entorno y de sí mismo).

B. Al menos dos de estas identidades o estados de personalidad controlan de forma recurrente el comportamiento del individuo.

C. Incapacidad para recordar información personal importante, que es demasiado amplia para ser explicada por el olvido ordinario.

D. El trastorno no es debido a los efectos fisiológicos directos de una sustancia (p. ej., comportamiento automático o caótico por intoxicación alcohólica) o a una enfermedad médica (p. ej., crisis parciales complejas). **Nota:** En los niños los síntomas no deben confundirse con juego fantasiosos o compañeros de juego imaginarios.

■ F48.1 Trastorno de despersonalización [300.6]

A. Experiencias persistentes o recurrentes de distanciamiento o de ser un observador externo de los propios procesos mentales o del cuerpo (p. ej., sentirse como si se estuviera en un sueño).

B. Durante el episodio de despersonalización, el sentido de la realidad permanece intacto.

C. La despersonalización provoca malestar clínicamente significativo o deterioro social, laboral o de otras áreas importantes de la actividad del individuo.

D. El episodio de despersonalización no aparece exclusivamente en el transcurso de otro trastorno mental como la esquizofrenia, los trastornos de ansiedad, el trastorno por estrés agudo u otro trastorno disociativo, y no se debe a los efectos fisiológicos directos de una sustancia (p. ej., drogas o fármacos) o a una enfermedad médica (p. ej., epilepsia del lóbulo temporal).

■ F44.9 Trastorno disociativo no especificado [300.15]

Se incluye esta categoría para los trastornos en los que la característica predominante es un síntoma disociativo (p. ej., alteración de las funciones normalmente integradas de la conciencia, memoria, identidad, o de la percepción del entorno) que no cumple los criterios para el diagnóstico de trastorno disociativo específico. Los siguientes ejemplos incluyen:

1. Cuadros clínicos similares al trastorno de identidad disociativo que no cumplen todos los criterios para este trastorno. Los ejemplos incluyen los cuadros en los que: *a*) no aparecen dos o más estados de identidad distintos, o *b*) no existe amnesia de alguna información personal importante.
2. Presencia, en adultos, de desrealización no acompañada de despersonalización.
3. Estados disociativos que pueden presentarse en individuos que han estado sometidos a períodos de prolongada e intensa persusasión coercitiva (p. ej., lavados de cerebro, modificación del pensamiento o indoctrinación en sujetos cautivos).
4. Trastorno disociativo de trance: alteraciones únicas o episódicas de la conciencia, identidad o memoria propias de ciertos lugares y culturas concretas. Los trances disociativos consisten en una alteración de la conciencia con respuesta disminuida al entorno, o en comportamientos o movimientos estereotipados que se encuentran fuera del control de la persona. El trance de posesión consiste en la sustitución de la identidad personal por otra, atribuida a la influencia de un espíritu, poder, deidad u otra persona, se encuentra asociado a movimientos estereotipados de tipo involuntario o a amnesia, y es posiblemente el trastorno disociativo más habitual en Asia. Los ejemplos incluyen: *amok* (Indonesia), *bebainan* (Indonesia), *latah* (Malasia), *pibloktoq* (Ártico), *ataque de nervios* (América Latina) y *posesión* (India). Este trastorno forma parte de prácticas religiosas o culturales ampliamente aceptadas en la población (v. Apéndice B del DSM-IV-TR para los criterios de investigación).
5. Pérdida de conciencia, estupor o coma no atribuibles a una enfermedad médica.
6. Pérdida de Ganser: en este trastorno el individuo da respuestas aproximadas a las preguntas (p. ej., 2 y 2 suman 5), y no hay asociación con amnesia disociativa o fuga disociativa.

TRASTORNOS SEXUALES Y DE LA IDENTIDAD SEXUAL

En esta sección se describen los trastornos o disfunciones sexuales, las parafilias y los trastornos de la identidad sexual.

Trastornos sexuales

En la página 236 se citan los subtipos específicos que se aplican a todos los trastornos sexuales primarios. Estos subtipos pueden emplearse para describir el inicio, el contexto y los factores etiológicos.

TRASTORNOS DEL DESEO SEXUAL

■ F52.0 Deseo sexual hipoactivo [302.71]

A. Disminución (o ausencia) de fantasías y deseos de actividad sexual de forma persistente o recurrente. El juicio de deficiencia o ausencia debe ser efectuado por el clínico, teniendo en cuenta factores que, como la edad, el sexo y el contexto de la vida del individuo, afectan a la actividad sexual.

B.   El trastorno provoca malestar acusado o dificultades de relación interpersonal.

C.   El trastorno sexual no se explica mejor por la presencia de otro trastorno del Eje I (excepto otra disfunción sexual) y no se debe exclusivamente a los efectos fisiológicos directos de una sustancia (p. ej., drogas, fármacos) o a una enfermedad médica.

▦ F52.10 Trastorno por aversión al sexo [302.79]

A.   Aversión extrema persistente o recidivante hacia, y con evitación de, todos (o prácticamente todos) los contactos sexuales genitales con una pareja sexual.

B.   La alteración provoca malestar acusado o dificultades en las relaciones interpersonales.

C.   El trastorno sexual no se explica mejor por la presencia de otro trastorno del Eje I (excepto otro trastorno sexual).

Trastornos de la excitación sexual

▦ F52.2 Trastorno de la excitación sexual en la mujer [302.72]

A.   Incapacidad, persistente o recurrente, para obtener o mantener la respuesta de lubricación propia de la fase de excitación, hasta la terminación de la actividad sexual.

B. El trastorno provoca malestar acusado o dificultades en las relaciones interpersonales.

C. El trastorno sexual no se explica mejor por la presencia de otro trastorno del Eje I (excepto otra disfunción sexual) y no es debido exclusivamente a los efectos fisiológicos directos de una sustancia (p. ej., drogas o fármacos) o a una enfermedad médica.

■ F52.2 Trastorno de la erección en el hombre [302.72]

A. Incapacidad, persistente o recurrente, para obtener o mantener una erección apropiada hasta el final de la actividad sexual.

B. La alteración provoca malestar acusado o dificultades de relación interpersonal.

C. El trastorno eréctil no se explica mejor por la presencia de otro trastorno del Eje I (que no sea disfunción sexual) y no es debido exclusivamente a los efectos fisiológicos directos de una sustancia (p. ej., drogas o fármacos) o a una enfermedad médica.

TRASTORNOS ORGÁSMICOS

■ F52.3 Trastorno orgásmico femenino (*antes* orgasmo femenino inhibido) [302.73]

A. Ausencia o retraso persistente o recurrente del orgasmo tras una fase de excitación sexual normal. Las mujeres muestran una amplia variabilidad en el tipo o intensidad de la estimulación que desencadena el orgasmo. El diagnóstico de trastorno orgásmico femenino debe efectuarse cuando la opinión médica considera que la capacidad orgásmica de una mujer es inferior a la que correspondería por edad, experiencia sexual y estimulación sexual recibida.

B.   La alteración provoca malestar acusado o dificultad en las relaciones interpersonales.

C.   El trastorno orgásmico no se explica mejor por la presencia de otro trastorno del Eje I (excepto otro trastorno sexual) y no es debido exclusivamente a los efectos fisiológicos directos de una sustancia (p. ej., drogas o fármacos) o a una enfermedad médica.

■ F52.3 Trastorno orgásmico masculino (*antes* orgasmo masculino inhibido) [302.74]

A.   Ausencia o retraso persistente o recurrente del orgasmo, tras una fase de excitación sexual normal, en el transcurso de una relación sexual que el clínico, teniendo en cuenta la edad del individuo, considera adecuada en cuanto a tipo de estimulación, intensidad y duración.

B.   El trastorno provoca malestar acusado o dificultades en las relaciones interpersonales.

C.   El trastorno orgásmico no se explica mejor por la presencia de otro trastorno del Eje I (excepto otra disfunción sexual) y no es debido exclusivamente a los efectos fisiológicos directos de una sustancia (p. ej., drogas o fármacos) o a una enfermedad médica.

■ F52.4 Eyaculación precoz [302.75]

A.   Eyaculación persistente o recurrente en respuesta a una estimulación sexual mínima antes, durante o poco tiempo después de la penetración, y antes de que la persona lo desee. El clínico debe tener en cuenta factores que influyen en la duración de la fase de excitación, como son la edad, la novedad de la pareja o la situación y la frecuencia de la actividad sexual.

B. La alteración provoca malestar acusado o dificultades en las relaciones interpersonales.

C. La eyaculación precoz no es debida exclusivamente a los efectos directos de alguna sustancia (p. ej., abstinencia de opiáceos).

TRASTORNOS SEXUALES POR DOLOR

■ F52.6 Dispareunia (no debida a una enfermedad médica) [302.76]

A. Dolor genital recurrente o persistente asociado a la relación sexual, tanto en hombres como en mujeres.

B. La alteración provoca malestar acusado o dificultad en las relaciones interpersonales.

C. La alteración no es debida únicamente a vaginismo o a falta de lubricación, no se explica mejor por la presencia de otro trastorno del Eje I (excepto otra disfunción sexual) y no es debida exclusivamente a los efectos fisiológicos directos de una sustancia (p. ej., drogas, fármacos) o a una enfermedad médica.

■ F52.5 Vaginismo (no debido a una enfermedad médica) [306.51]

A. Aparición persistente o recurrente de espasmos involuntarios de la musculatura del tercio externo de la vagina, que interfiere el coito.

B.   La alteración provoca malestar acusado o dificultad en las relaciones interpersonales.

C.   El trastorno no se explica mejor por la presencia de otro trastorno del Eje I (p. ej., trastorno de somatización) y no es debido exclusivamente a los efectos fisiológicos directos de una enfermedad médica.

Subtipos

Pueden emplearse los siguientes subtipos para todos los trastornos sexuales primarios.

Para señalar la naturaleza del inicio del trastorno sexual, puede utilizarse uno de los siguientes subtipos:

De toda la vida.   Este subtipo indica que el trastorno sexual ha existido desde el inicio de la actividad sexual.

Adquirido.   Este subtipo indica que el trastorno sexual ha aparecido después de un período de actividad sexual normal.

Para indicar el contexto en el que aparece el trastorno sexual, puede usarse uno de los siguientes subtipos:

General.   Este subtipo indica que la disfunción sexual no se limita a ciertas clases de estimulación, de situaciones o de compañeros.

Situacional.   Este subtipo indica que la disfunción sexual se limita a ciertas clases de estimulación, de situaciones o de compañeros. El patrón situacional específico de la disfunción puede ayudar a realizar el diagnóstico diferencial. Por ejemplo, la función masturbatoria normal en presencia de una relación deteriorada con el/la compañero/a sugiere que un síntoma principal de disfunción eréctil se debe más probablemente a un problema interpersonal o intrapsíquico que a una enfermedad médica o a una sustancia.

Puede usarse uno de los siguientes subtipos para indicar los factores etiológicos asociados al trastorno sexual:

Debido a factores psicológicos. Este subtipo se ha descrito para los casos en los que los factores psicológicos son de gran importancia en el inicio, la gravedad, la exacerbación o la persistencia del trastorno, y las enfermedades médicas y las sustancias no desempeñan ningún papel en su etiología.

Debido a factores combinados. Este subtipo se ha descrito cuando: 1) los factores psicológicos desempeñan un papel en el inicio, la gravedad, la exacerbación o la persistencia del trastorno, y 2) la enfermedad médica o las sustancias contribuyen a la aparición del trastorno, pero no son suficientes para constituir su causa. Cuando una enfermedad médica o el consumo de sustancias (incluso los efectos secundarios de los fármacos) son suficientes como causa del trastorno, debe diagnosticarse trastorno sexual debido a una enfermedad médica (v. a continuación) y/o trastorno sexual inducido por sustancias (pág. 238).

■ Trastorno sexual debido a... *(indicar enfermedad médica)*

A. Trastorno sexual clínicamente significativo, que provoca malestar acusado o dificultad en las relaciones interpersonales como rasgos clínicos predominantes.

B. A partir de la historia clínica, la exploración física o los hallazgos de laboratorio la disfunción sexual se explica en su totalidad por los efectos fisiológicos directos de una enfermedad médica.

C. El trastorno no se explica mejor por la presencia de otro trastorno mental (p. ej., trastorno depresivo mayor).

Seleccionar el código y el término sobre la base del trastorno sexual predominante:

N94.8   Deseo sexual hipoactivo en la mujer debido a... *(indicar enfermedad médica)* [625.8].   Este término se usa si, en una mujer, el rasgo predominante es un deseo sexual deficiente o ausente

N50.8   Deseo sexual hipoactivo en el hombre debido a... *(indicar enfermedad médica)* [608.89].   Este término se usa si, en un hombre, el rasgo predominante es un deseo sexual deficiente o ausente

N48.4   Trastorno de la erección en el hombre debido a... *(indicar enfermedad médica)* [607.84).   Este término se usa si la disfunción eréctil masculina es el rasgo predominante

N94.1   Dispareunia femenina debida a... *(indicar enfermedad médica)* [625.0].   Este término se usa si, en una mujer, el rasgo predominante es el dolor asociado al coito

N50.8   Dispareunia masculina debida a... *(indicar enfermedad médica)* [608.89].   Este término se usa si, en un hombre, el rasgo predominante es el dolor asociado al coito

N94.8   Otros trastornos sexuales femeninos debidos a... *(indicar enfermedad médica)* [625.8].   Este término se usa si, en una mujer, predomina otro síntoma (p. ej., trastorno orgásmico) o no predomina ninguno

N50.8   Otros trastornos sexuales masculinos debidos a... *(indicar enfermedad médica)* [608.89].   Este término se usa si, en un hombre, predomina otro síntoma (p. ej., trastorno orgásmico) o no predomina ninguno

Nota de codificación.   Incluir el nombre de la enfermedad médica en el Eje I, por ejemplo, N48.4 Trastorno de la erección en el hombre debido a diabetes mellitus [607.84]; codificar también la enfermedad médica en el Eje III.

■ Trastorno sexual inducido por sustancias

A.   Trastorno sexual clínicamente significativo, que provoca malestar acusado o dificultad en las relaciones interpersonales.

B. A partir de la exploración física, la historia clínica y los hallazgos de laboratorio, hay pruebas de que el trastorno sexual se explica en su totalidad por el consumo de sustancias, como se manifiesta en los casos siguientes (1) o (2):

(1) los síntomas del Criterio A aparecen durante o en los 30 días siguientes a la intoxicación por la sustancia

(2) el consumo del medicamento está etiológicamente relacionado con la alteración

C. La alteración no se explica mejor por la presencia de un trastorno sexual no inducido por sustancias, como lo demuestra el hecho de que los síntomas preceden al inicio del consumo o la dependencia de la sustancia (o consumo de fármacos); los síntomas persisten durante un tiempo sustancial (p. ej., 1 mes) después de haber finalizado la intoxicación, o son excesivos en relación con lo que cabría esperar, dados el tipo o la cantidad de la sustancia usada o la duración de su consumo o bien hay pruebas de la existencia de un trastorno sexual independiente no inducido por sustancias (p. ej., una historia de episodios recurrentes no relacionados con sustancias).

Nota. Este diagnóstico debe establecerse en lugar del diagnóstico de intoxicación por sustancias sólo si el trastorno sexual es excesivo en comparación con el que se presenta durante la intoxicación y si el trastorno es de suficiente gravedad como para merecer atención clínica independiente.

Codificar trastorno sexual inducido por (sustancia específica):
(F10.8 Alcohol [291.89]; F15.8 Anfetamina [o sustancias de acción similar] [292.89]; F14.8 Cocaína [292.89]; F11.8 Opiáceos [292.89]; F13.8 Sedantes, hipnóticos o ansiolíticos [292.89]; F19.8 Otras sustancias [o desconocidas] [292.89])

Nota de codificación. Véase página 108 para procedimientos de tipificación.

Especificar si:
Con alteración del deseo: si el síntoma predominante es la ausencia o disminución del deseo sexual

Con **alteración de la excitación:** si el síntoma predominante es una alteración de la excitación sexual (p. ej., trastorno eréctil, alteración de la lubricación)

Con **alteración del orgasmo:** si el síntoma predominante es una alteración del orgasmo

Con **dolor sexual:** si el síntoma predominante es el dolor durante el coito

Especificar si:

Con **inicio durante la intoxicación:** cuando se cumplen los criterios para la intoxicación por sustancias y los síntomas aparecen durante su curso.

■ F52.9 Disfunción sexual no especificada [302.70]

Esta categoría incluye los trastornos sexuales que no cumplen los criterios para una disfunción sexual específica. Los ejemplos son:

1. Ausencia (o disminución sustancial) de pensamientos eróticos subjetivos, a pesar de la excitación y el orgasmo normales.
2. Situaciones en las que el clínico ha constatado la presencia de un trastorno sexual, pero es incapaz de determinar si es primario, debido a una enfermedad médica o inducido por sustancias.

Parafilias

■ F65.2 Exhibicionismo [302.4]

A. Durante un período de por lo menos 6 meses, fantasías sexuales recurrentes y altamente excitantes, impulsos sexuales o comportamientos que implican la exposición de los propios genitales a un extraño que no lo espera.

B. El individuo ha satisfecho estas necesidades sexuales, o las necesidades sexuales o fantasías producen malestar acusado o dificultades interpersonales.

■ F65.0 Fetichismo [302.81]

A. Durante un período de al menos 6 meses, fantasías sexuales recurrentes y altamente excitantes, impulsos sexuales o comportamientos ligados al uso de objetos no animados (p. ej., ropa interior femenina).

B. Las fantasías, los impulsos sexuales o los comportamientos provocan malestar clínicamente significativo o deterioro social, laboral o de otras áreas importantes de la actividad del individuo.

C. Los fetiches no deben ser únicamente artículos de vestir femeninos como los utilizados para transvestirse (fetichismo transvestista) o aparatos diseñados con el propósito de estimular los genitales (p. ej., vibrador).

■ F65.8 Frotteurismo [302.89]

A. Durante un período de al menos 6 meses, fantasías sexuales recurrentes y altamente excitantes e impulsos sexuales o comportamientos ligados al hecho de tocar y rozar una persona en contra de su voluntad.

B. El individuo ha satisfecho estas necesidades sexuales, o las necesidades sexuales o fantasías producen malestar acusado o dificultades interpersonales.

■ F65.4 Pedofilia [302.2]

A. Durante un período de al menos 6 meses, fantasías sexuales recurrentes y altamente excitantes, impulsos sexuales o comportamientos que implican actividad sexual con niños prepúberes o niños algo mayores (generalmente de 13 años o menos).

B. El individuo ha satisfecho estas necesidades sexuales, o las necesidades sexuales o fantasías producen malestar acusado o dificultades interpersonales.

C. La persona tiene al menos 16 años y es por lo menos 5 años mayor que el niño o los niños del Criterio A.

Nota. No debe incluirse a individuos en las últimas etapas de la adolescencia que se relacionan con personas de 12 o 13 años.

Especificar si:
   Con atracción sexual por los hombres
   Con atracción sexual por las mujeres
   Con atracción sexual por ambos sexos

Especificar si:
   Se limita al incesto

Especificar si:
   Tipo exclusivo (atracción sólo por los niños)
   Tipo no exclusivo

■ F65.5 Masoquismo sexual [302.83]

A. Durante un período de al menos 6 meses, fantasías sexuales recu-
    rrentes y altamente excitantes, impulsos sexuales o comportamien-
    tos que implican el hecho (real, no simulado) de ser humillado,
    pegado, atado o cualquier otra forma de sufrimiento.

B. Las fantasías, los impulsos sexuales o los comportamientos provo-
    can malestar clínicamente significativo o deterioro social, laboral o
    de otras áreas importantes de la actividad del individuo.

■ F65.5 Sadismo sexual [302.84]

A. Durante un período de al menos 6 meses, fantasías sexuales recu-
    rrentes y altamente excitantes, impulsos sexuales o comportamien-
    tos que implican actos (reales, no simulados) en los que el sufri-
    miento psicológico o físico (incluyendo la humillación) de la vícti-
    ma es sexualmente excitante para el individuo.

B. El individuo ha satisfecho estas necesidades sexuales con una per-
    sona que no consiente, o las necesidades sexuales o fantasías pro-
    ducen malestar acusado o dificultades interpersonales.

■ F65.1 Fetichismo transvestista [302.3]

A. Durante un período de al menos 6 meses, fantasías sexuales recu-
    rrentes y altamente excitantes, impulsos sexuales o comportamien-
    tos que implican el acto de transvestirse, en un hombre hetero-
    sexual.

B. Las fantasías, los impulsos sexuales o los comportamientos provocan malestar clínicamente significativo o deterioro social,
laboral o de otras áreas importantes de la actividad del individuo.

Especificar si:
   Con disforia sexual: si el individuo presenta malestar persistente
   con su papel o identidad sexuales

■ F65.3 Voyeurismo [302.82]

A. Durante un período de al menos 6 meses, fantasías sexuales recurrentes y altamente excitantes, impulsos sexuales o comportamientos que implican el hecho de observar ocultamente a personas des-
nudas, desnudándose o que se encuentran en plena actividad sexual.

B. El individuo ha satisfecho estas necesidades sexuales, o las necesidades sexuales o fantasías producen malestar acusado o dificultades interpersonales.

■ F65.9 Parafilia no especificada [302.9]

Esta categoría se incluye para codificar las parafilias que no cumplen
los criterios para ninguna de las categorías específicas. Como ejemplos
de estas parafilias cabe mencionar (aunque no se limitan a): escatología
telefónica (llamadas obscenas), necrofilia (cadáveres), parcialismo (atención centrada esclusivamente en una parte del cuerpo), zoofilia (animales), coprofilia (heces), clismafilia (enemas) y urofilia (orina).

Trastornos de la identidad sexual

■ F64.x Trastorno de la identidad sexual [302.xx]

A. Identificación acusada y persistente con el otro sexo (no sólo el deseo de obtener las supuestas ventajas relacionadas con las costumbres culturales).

En los niños el trastorno se manifiesta por cuatro o más de los siguientes rasgos:

(1) deseos repetidos de ser, o insistencia en que uno es, del otro sexo

(2) en los niños, preferencia por el transvestismo o por simular vestimenta femenina; en las niñas, insistencia en llevar puesta solamente ropa masculina

(3) preferencias marcadas y persistentes por el papel del otro sexo o fantasías referentes a pertenecer al otro sexo

(4) deseo intenso de participar en los juegos y en los pasatiempos propios del otro sexo

(5) preferencia marcada por compañeros del otro sexo

En los adolescentes y adultos la alteración se manifiesta por síntomas tales como un deseo firme de pertenecer al otro sexo, ser considerado como del otro sexo, un deseo de vivir o ser tratado como del otro sexo o la convicción de experimentar las reacciones y las sensaciones típicas del otro sexo.

B. Malestar persistente con el propio sexo o sentimiento de inadecuación con su rol.

En los niños la alteración se manifiesta por cualquiera de los siguientes rasgos: en los niños, sentimientos de que el pene o los testículos son horribles o van a desaparecer, de que sería mejor no tener pene o aversión hacia los juegos violentos y rechazo a los juguetes, juegos y actividades propios de los niños; en las niñas, rechazo a orinar en posición sentada, sentimientos de tener o de presentar en el futuro un pene, de no querer poseer pechos ni tener la regla o aversión acentuada hacia la ropa femenina.

En los adolescentes y en los adultos la alteración se manifiesta por síntomas como preocupación por eliminar las características sexuales primarias y secundarias (p. ej., pedir tratamiento hormonal, quirúrgico u otros procedimientos para modificar físicamente los rasgos sexuales y de esta manera parecerse al otro sexo) o creer que se ha nacido con el sexo equivocado.

C. La alteración no coexiste con una enfermedad intersexual.

D. La alteración provoca malestar clínicamente significativo o deterioro social, laboral o de otras áreas importantes de la actividad del individuo.

Codificar según la edad actual:
   F64.2   Trastorno de la identidad sexual en niños [302.6]
   F64.0   Trastorno de la identidad sexual en adolescentes o adultos [302.85]

Codificar si (para individuos sexualmente maduros):
   Con atracción sexual por los hombres
   Con atracción sexual por las mujeres
   Con atracción sexual por ambos sexos
   Sin atracción sexual por ninguno

■ F64.9 Trastorno de la identidad sexual no especificado [302.6]

Esta categoría se incluye para codificar los trastornos de la identidad sexual que no se clasifican como un trastorno de la identidad sexual específico. Los ejemplos incluyen:

1. Enfermedades intersexuales (p. ej., síndrome de insensibilidad a los andrógenos o hiperplasia suprarrenal congénita) y disforia sexual acompañante.
2. Comportamiento transvestista transitorio relacionado con el estrés.
3. Preocupación persistente por la castración o la penectomía, sin deseo de adquirir las características sexuales del otro sexo.

■ F52.9 Trastorno sexual no especificado [302.9]

Esta categoría se incluye para codificar los trastornos sexuales que no cumplen los criterios para un trastorno sexual específico y que no constituyen una disfunción sexual ni una parafilia. Los ejemplos incluyen:

1. Sensación profunda de inadecuación con respecto a la actitud sexual u otros rasgos relacionados con los estándares autoimpuestos de masculinidad o femineidad.
2. Malestar debido a un patrón de relaciones sexuales repetidas caracterizadas por sucesiones de amantes que constituyen solamente objetos para ser usados.
3. Malestar profundo y persistente en torno a la orientación sexual.

TRASTORNOS
DE LA CONDUCTA ALIMENTARIA

■ F50.0 Anorexia nerviosa [307.1]

A. Rechazo a mantener el peso corporal igual o por encima del valor mínimo normal considerando la edad y la talla (p. ej., pérdida de peso que da lugar a un peso inferior al 85 % del esperable, o fracaso en conseguir el aumento de peso normal durante el período de crecimiento, dando como resultado un peso corporal inferior al 85 % del peso esperable).

B. Miedo intenso a ganar peso o a convertirse en obeso, incluso estando por debajo del peso normal.

C. Alteración de la percepción del peso o la silueta corporales, exageración de su importancia en la autoevaluación o negación del peligro que comporta el bajo peso corporal.

D. En las mujeres pospuberales, presencia de amenorrea; por ejemplo, ausencia de al menos tres ciclos menstruales consecutivos. (Se considera que una mujer presenta amenorrea cuando sus menstruaciones aparecen únicamente con tratamientos hormonales, p. ej., con la administración de estrógenos.)

Especificar tipo:

Tipo restrictivo: durante el episodio de anorexia nerviosa, el individuo no recurre regularmente a atracones o a purgas (p. ej., provocación del vómito o uso excesivo de laxantes, diuréticos o enemas)

Tipo compulsivo/purgativo: durante el episodio de anorexia nerviosa, el individuo recurre regularmente a atracones o purgas (p. ej., provocación del vómito o uso excesivo de laxantes, diuréticos o enemas)

▨ F50.2 Bulimia nerviosa [307.51]

A. Presencia de atracones recurrentes. Un atracón se caracteriza por:

   (1) ingesta de alimento en un corto espacio de tiempo (p. ej., en un período de 2 horas) en cantidad superior a la que la mayoría de las personas ingerirían en un período de tiempo similar y en las mismas circunstancias

   (2) sensación de pérdida de control sobre la ingesta del alimento (p. ej., sensación de no poder parar de comer o no poder controlar el tipo o la cantidad de comida que se está ingiriendo)

B. Conductas compensatorias inapropiadas, de manera repetida, con el fin de no ganar peso, como son provocación del vómito; uso excesivo de laxantes, diuréticos, enemas u otros fármacos; ayuno, y ejercicio excesivo.

C. Los atracones y las conductas compensatorias inapropiadas tienen lugar, como promedio, al menos dos veces a la semana durante un período de 3 meses.

D. La autoevaluación está exageradamente influida por el peso y la silueta corporales.

E. La alteración no aparece exclusivamente en el transcurso de la anorexia nerviosa.

Especificar tipo:

Tipo purgativo: durante el episodio de bulimia nerviosa, el individuo se provoca regularmente el vómito o usa laxantes, diuréticos o enemas en exceso

Tipo no purgativo: durante el episodio de bulimia nerviosa, el individuo emplea otras conductas compensatorias inapropiadas, como el ayuno o el ejercicio intenso, pero no recurre regularmente a provocarse el vómito ni usa laxantes, diuréticos o enemas en exceso

---

■ 50.9 Trastorno de la conducta alimentaria no especificado [307.50]

La categoría trastorno de la conducta alimentaria no especificada se refiere a los trastornos de la conducta alimentaria que no cumplen los criterios para ningún trastorno de la conducta alimentaria específica. Algunos ejemplos son:

1. En mujeres se cumplen todos los criterios diagnósticos para la anorexia nerviosa, pero las menstruaciones son regulares.

2. Se cumplen todos los criterios diagnósticos para la anorexia nerviosa excepto que, a pesar de existir una pérdida de peso significativa, el peso del individuo se encuentra dentro de los límites de la normalidad.

3. Se cumplen todos los criterios diagnósticos para la bulimia nerviosa, con la excepción de que los atracones y las conductas compensatorias inapropiadas aparecen menos de 2 veces por semana o durante menos de 3 meses.

4. Empleo regular de conductas compensatorias inapropiadas después de ingerir pequeñas cantidades de comida por parte de un individuo de peso normal (p. ej., provocación del vómito después de haber comido dos galletas).

5. Masticar y expulsar, pero no tragar, cantidades importantes de comida.

6. Trastorno por atracón: se caracteriza por atracones recurrentes en ausencia de la conducta compensatoria inapropiada típica de la bulimia nerviosa (v. pág. Apéndice B del DSM-IV-TR para los criterios que se sugieren).

TRASTORNOS DEL SUEÑO

Trastornos primarios del sueño

DISOMNIAS

■ F51.0 Insomnio primario [307.42]

A. El síntoma predominante es la dificultad para iniciar o mantener el sueño, o no tener un sueño reparador, durante al menos 1 mes.

B. La alteración del sueño (o la fatiga diurna asociada) provoca malestar clínicamente significativo o deterioro social, laboral o de otras áreas importantes de la actividad del individuo.

C. La alteración del sueño no aparece exclusivamente en el transcurso de la narcolepsia, el trastorno del sueño relacionado con la respiración, el trastorno del ritmo circadiano o una parasomnia.

D. La alteración no aparece exclusivamente en el transcurso de otro trastorno mental (p. ej., trastorno depresivo mayor, trastorno de ansiedad generalizada, delirium).

E. La alteración no es debida a los efectos fisiológicos directos de sustancia (p. ej., drogas, fármacos) o de una enfermedad médica.

■ F51.1 Hipersomnia primaria [307.44]

A. El motivo principal de consulta es la presencia de somnolencia excesiva como mínimo durante 1 mes (o menos si se trata de la forma recurrente), tal y como ponen de evidencia episodios prolongados de sueño nocturno o episodios de sueño diurno que tienen lugar casi cada día.

B. La somnolencia excesiva provoca un malestar clínicamente significativo o deterioro social, laboral, o de otras áreas importantes de la actividad del individuo.

C. La somnolencia excesiva no puede explicarse mejor por la presencia de un insomnio y no aparece exclusivamente en el transcurso de otro trastorno mental (p. ej., narcolepsia, trastorno del sueño relacionado con la respiración, trastorno del ritmo circadiano o parasomnia) y no puede atribuirse a una cantidad inadecuada de sueño.

D. La alteración no aparece exclusivamente en el transcurso de otro trastorno mental.

E. La alteración no se debe a los efectos fisiológicos directos de una sustancia (p. ej., drogas, fármacos) o de una enfermedad médica.

Especificar si:
   Recidivante: si hay períodos de somnolencia excesiva que duran como mínimo 3 días y tienen lugar varias veces al año durante al menos 2 años

■ **G47.4 Narcolepsia [347]**

A. Ataques de sueño reparador irresistibles que aparecen diariamente durante un mínimo de 3 meses.

B. Presencia de uno o ambos de los siguientes síntomas:

(1) cataplejía (es decir, episodios breves y súbitos de pérdida bilateral del tono muscular, la mayoría de las veces en asociación con emociones intensas)

(2) intrusiones recurrentes de elementos del sueño REM en las fases de transición entre el sueño y la vigilia, tal como indican las alucinaciones hipnagógicas o hipnopómpicas o las parálisis del sueño al principio o al final de los episodios de sueño

C. La alteración no se debe a los efectos fisiológicos directos de una sustancia (p. ej., drogas, fármacos) o de una enfermedad médica.

■ **G47.3 Trastorno del sueño relacionado con la respiración [780.59]**

A. Desestructuración del sueño que provoca somnolencia excesiva o insomnio y que se considera secundaria a una patología respiratoria relacionada con el sueño (p. ej., síndromes de apnea obstructiva del sueño o de apnea central del sueño o de hipoventilación alveolar central).

B. La alteración no se explica mejor por la presencia de otro trastrono mental y no se debe a los efectos fisiológicos directos de una sustancia (p. ej., drogas, fármacos) o de otra enfermedad médica (diferente de un trastorno de la respiración relacionado con el sueño).

Nota de codificación: Codificar también el trastorno de la respiración relacionado con el sueño en el Eje III.

■ F51.2 Trastorno del ritmo circadiano (*antes* trastorno del ritmo sueño-vigilia)   [307.45]

A. Presencia persistente o recurrente de un patrón de sueño desestructurado que obedece a una mala sincronización entre el sistema circadiano endógeno de sueño-vigilia del individuo, por una parte, y las exigencias exógenas de espaciamiento y duración del sueño, por otra.

B. Las alteraciones del sueño provocan un malestar clínicamente significativo o deterioro social, laboral o de otras áreas importantes de la actividad del individuo.

C. Las alteraciones del sueño no aparecen exclusivamente en el transcurso de otro trastorno del sueño u otro trastorno mental.

D. El trastorno no se debe a los efectos fisiológicos directos de una sustancia (p. ej., drogas, fármacos) o de una enfermedad médica.

Especificar tipo:

Tipo sueño retrasado: patrón de sueño persistente que consiste en acostarse y despertarse tarde, con incapacidad para conciliar el sueño y levantarse a horas más tempranas pese a desearlo

Tipo *jet lag*: somnolencia y estado de alerta presentes en momentos del día inadecuados, y que aparece después de repetidos viajes transmeridionales a zonas con diferente huso horario

Tipos cambios de turno de trabajo: insomnio que aparece durante las horas que el individuo debería dormir o somnolencia excesiva durante las horas en que debería estar despierto, debido a un turno de trabajo nocturno o a un cambio repetido del turno de trabajo

Tipo no especificado: (p. ej., patrón de sueño avanzado, ausencia de patrón sueño-vigilia de 24 horas o patrón de sueño-vigilia irregular)

▣ F51.9 Disomnia no especificada [307.47]

Esta categoría se reserva para los cuadros clínicos de insomnio, hipersomnia o alteraciones del ritmo circadiano que no reúnen criterios para una disomnia específica. Son ejemplos:

1. Quejas de insomnio o hipersomnia clínicamente significativos que pueden atribuirse a factores ambientales (p. ej., ruido, luz, interrupciones frecuentes).

2. Somnolencia excesiva atribuible a una deprivación concomitante de sueño.

3. «Síndrome de piernas inquietas»: este síndrome se caracteriza por un deseo de mover las piernas o los brazos, asociado a sensaciones molestas descritas típicamente como quemazón, picor, movimientos y saltos de los músculos, o hormigueo. Los movimientos frecuentes de las extremidades aparecen en un esfuerzo por aliviar las sensaciones molestas. Los síntomas son más acusados durante la tarde y la noche y cuando el individuo está descansando, y mejoran temporalmente con el movimiento. Las sensaciones de malestar y los movimientos de las extremidades pueden retrasar el inicio del sueño, así como despertar al individuo y producir somnolencia diurna o fatiga.

4. Movimientos periódicos de los miembros («*mioclonus* nocturno»): sacudidas de los miembros repetidas, breves y de baja amplitud, sobre todo de las extremidades inferiores. Estos movimientos aparecen cuando el individuo está a punto de dormirse y disminuyen durante las fases 3 y 4 NREM. Estos movimientos suelen aparecer rítmicamente cada 20-60 segundos, dando lugar a activaciones breves y repetidas. Característicamente, estos individuos no suelen ser conscientes de estos movimientos, pero sí pueden aquejar insomnio, despertares frecuentes o somnolencia diurna si el número de movimientos es considerable. De una noche a otra la variabilidad del número de movimientos periódicos de las piernas puede ser considerable. Estos movimientos aparecen en la mayoría de los individuos que padecen síndrome de piernas inquietas, pero también lo pueden hacer sin que estén presentes los otros síntomas de este síndrome.

5. Situaciones en las que el clínico ha establecido la presencia de un trastorno del sueño, pero se ve incapaz de determinar si éste es primario, secundario a una enfermedad médica o relacionado con el consumo de una sustancia.

PARASOMNIAS

■ F51.5 Pesadillas (*antes* trastorno por sueños angustiosos) [307.47]

A. Despertares repetidos durante el período de sueño mayor o en las siestas diurnas, provocados por sueños extremadamente terroríficos y prolongados que dejan recuerdos vívidos, y cuyo contenido suele centrarse en amenazas para la propia supervivencia, seguridad o autoestima. Los despertares suelen ocurrir durante la segunda mitad del período de sueño.

B. Al despertarse del sueño terrorífico, la persona recupera rápidamente el estado orientado y vigil (a diferencia de la confusión y desorientación que caracterizan los terrores nocturnos y algunas formas de epilepsia).

C. Las pesadillas, o la alteración del sueño determinada por los continuos despertares, provocan malestar clínicamente significativo o deterioro social, laboral o de otras áreas importantes de la actividad del individuo.

D. Las pesadillas no aparecen exclusivamente en el transcurso de otro trastorno mental (p. ej., delirium, trastorno por estrés postraumático) y no se deben a los efectos fisiológicos directos de una sustancia (p. ej., drogas, fármacos) o de una enfermedad médica.

■ F51.4 Terrores nocturnos [307.46]

A. Episodios recurrentes de despertares bruscos, que se producen generalmente durante el primer tercio del episodio de sueño mayor y que se inician con un grito de angustia.

B. Aparición durante el episodio de miedo y signos de activación vegetativa de carácter intenso, por ejemplo, taquicardia, taquipnea y sudación.

C. El individuo muestra una falta relativa de respuesta a los esfuerzos de los demás por tranquilizarle.

D. Existe amnesia del episodio: el individuo no puede describir recuerdo alguno detallado de lo acontecido durante la noche.

E. Estos episodios provocan malestar clínicamente significativo o deterioro social, laboral, o de otras áreas importantes de la actividad del individuo.

F. La alteración no se debe a los efectos fisiológicos directos de una sustancia (p. ej., drogas, fármacos) o de una enfermedad médica.

■ F51.3 Sonambulismo [307.46]

A. Episodios repetidos que implican el acto de levantarse de la cama y andar por las habitaciones en pleno sueño, que tienen un lugar generalmente durante el primer tercio del período de sueño mayor.

B. Durante estos episodios, el individuo tiene una mirada fija y perdida, se muestra relativamente arreactivo a los intentos de los demás para establecer un diálogo con él y sólo puede ser despertado a base de grandes esfuerzos.

C. Al despertar (tanto en pleno episodio como a la mañana siguiente), el sujeto no recuerda nada de lo sucedido.

D. A los pocos minutos de despertarse del episodio de sonambulismo, el individuo recobra todas sus facultades y no muestra afectación del comportamiento o las actividades mentales (aunque en un primer momento puede presentar confusión o desorientación).

E. Los episodios de sonambulismo provocan malestar clínicamente significativo o deterioro social, laboral o de otras áreas importantes de la actividad del individuo.

F. La alteración no se debe a los efectos fisiológicos directos de una sustancia (p. ej., drogas, medicamentos) o de una enfermedad médica.

■ F51.8 Parasomnia no especificada [307.47]

La categoría parasomnia no especificada se reserva para las alteraciones caracterizadas por comportamientos o reacciones fisiológicas de carácter anormal que aparecen durante el sueño o en las transiciones sueño-vigilia y que no reúnen los criterios diagnósticos para una parasomnia más específica. Los ejemplos incluyen:

1. Trastorno de comportamiento del sueño REM: actividad motora, a menudo de carácter violento, que aparece durante el sueño REM. A diferencia del sonambulismo, estos episodios tienden a hacer acto de presencia en la segunda mitad de la noche y se asocian a recuerdos vívidos del sueño.
2. Parálisis del sueño: incapacidad para realizar movimientos voluntarios durante la transición entre el sueño y la vigilia. Estos

episodios pueden aparecer al acostarse (hipnagógicos) o al despertar (hipnopómpicos) y suelen asociarse a una ansiedad extrema y, en algunos casos, a sensación de muerte inminente. La parálisis del sueño es un síntoma que acompaña con frecuencia a la narcolepsia y, en estos casos, no deben codificarse por separado.

3. Situaciones en las que el clínico ha establecido la presencia de una parasomnia, pero es incapaz de determinar si ésta es de carácter primario, debido a una enfermedad médica o inducida por una sustancia.

Trastornos del sueño relacionados con otro trastorno mental

■ F51.0 Insomnio relacionado con... *(indicar el trastorno del Eje I o el Eje II)* [307.42]

A. El principal motivo de consulta es la dificultad para conciliar o mantener el sueño, o la sensación de sueño no reparador al despertarse, durante al menos 1 mes, asociadas a fatiga diurna o afectación de las actividades diarias.

B. Las alteraciones del sueño (o sus secuelas diurnas) provocan malestar clínicamente significativo o deterioro social, laboral o de otras áreas importantes de la actividad del individuo.

C. El insomnio se considera relacionado con otro trastorno del Eje I o el Eje II (p. ej., trastorno depresivo mayor, trastorno de ansiedad generalizada, trastorno adaptativo con síntomas de ansiedad), pero reviste la suficiente gravedad como para merecer una atención clínica independiente.

D. Estas alteraciones no se explican mejor por la presencia de otro trastorno del sueño (p. ej., narcolepsia, trastorno del sueño relacionado con la respiración o una parasomnia).

E. Estas alteraciones no se deben a los efectos fisiológicos directos de una sustancia (p. ej., drogas, fármacos) o de una enfermedad médica.

■ F51.1 Hipersomnia relacionada con... *(indicar el trastorno del Eje I o el Eje II)* [307.44]

A. El motivo principal de consulta es la presencia de somnolencia excesiva durante al menos 1 mes, tal como ponen de relieve episodios de sueño nocturno más prolongados de lo normal o aparición casi diaria de episodios de sueño diurno.

B. La somnolencia excesiva provoca malestar clínicamente significativo o deterioro social, laboral o de otras áreas importantes de la actividad del individuo.

C. La hipersomnia se considera relacionada con otro trastorno del Eje I o el Eje II (p. ej., trastorno depresivo mayor, trastorno distímico), pero es de suficiente gravedad como para merecer una atención clínica independiente.

D. Estas alteraciones no se explican mejor por la presencia de otro trastorno del sueño (p. ej., narcolepsia, trastorno del sueño relacionado con la respiración o una parasomnia) o por una cantidad insuficiente de sueño.

E. Estas alteraciones no se deben a los efectos fisiológicos directos de una sustancia (p. ej., drogas, medicamentos) o de una enfermedad médica.

Otros trastornos del sueño

■ G47.x Trastorno del sueño debido a... *(indicar enfermedad médica)* [780.xx]

A. Alteración prominente del sueño de suficiente gravedad como para requerir una atención clínica independiente.

B. A partir de la historia clínica, la exploración física o las pruebas de laboratorio hay pruebas de que las alteraciones del sueño son la consecuencia fisiológica directa de una enfermedad médica.

C. Estas alteraciones no se explican mejor por la presencia de otro trastorno mental (p. ej., trastorno adaptativo en el que el agente estresante es una enfermedad médica grave).

D. Estas alteraciones no aparecen exclusivamente en el transcurso de un delirium.

E. Estas alteraciones del sueño no cumplen los criterios para la narcolepsia ni trastorno del sueño relacionado con la respiración.

F. Estas alteraciones provocan malestar clínicamente significativo o deterioro social, laboral o de otras áreas importantes de la actividad del individuo.

Especificar tipo:

.0 **Tipo insomnio** [.52]: si el insomnio es la alteración del sueño predominante

.1 **Tipo hipersomnia** [.54]: si la hipersomnia es la alteración del sueño predominante

.8 **Tipo parasomnia** [.59]: si la alteración del sueño predominante es una parasomnia

.8   **Tipo mixto [.59]:** si hay más de una alteración del sueño, pero ninguna predomina

Nota de codificación.   Incluir el nombre de enfermedad médica en el Eje I, por ejemplo, G47.0 Trastorno del sueño debido a una enfermedad pulmonar obstructiva crónica,
tipo insomnio [780.52]; codificar también la enfermedad médica en el Eje III.

◼ Trastorno del sueño inducido por consumo de sustancias

A.   Alteración prominente del sueño de suficiente gravedad como para
merecer una atención clínica independiente.

B.   A partir de la historia clínica, la exploración física, o los hallazgos
de laboratorio, hay pruebas de que (1) o (2):

(1)   los síntomas del Criterio A aparecen durante la intoxicación o
la abstinencia, o dentro del mes siguiente
(2)   el fármaco está relacionado etiológicamente con la alteración
del sueño

C.   La alteración no se explica mejor por la presencia de un trastorno
del sueño no inducido por sustancias. Entre las pruebas que demues-
tran que los síntomas se explicarían mejor por la presencia de
un trastorno del sueño no inducido por sustancias se incluyen las
siguientes: la aparición de los síntomas precede al consumo de la
sustancia (o fármaco); los síntomas persisten por un período considerable de tiempo (p. ej., alrededor de 1 mes) tras el período
agudo de abstinencia o intoxicación grave, o exceden claramente
de los que cabría esperar teniendo en cuenta el tipo o la cantidad de
sustancia consumida o la duración de este consumo; o existen otras
pruebas que sugieren la existencia de un trastorno del sueño no
inducido por sustancias independiente (p. ej., una historia de episodios de carácter recurrente no relacionados con sustancias).

D. La alteración no aparece exclusivamente en el transcurso de un delirium.

E. La alteración provoca malestar clínicamente significativo o deterioro social, laboral o de otras áreas importantes de la actividad del individuo.

Nota. Sólo debe efectuarse este diagnóstico en vez del de intoxicación por sustancias o abstinencia de sustancias cuando los síntomas excedan de los que habitualmente se asocian con la intoxicación o el síndrome de abstinencia, y cuando sean de la suficiente gravedad como para merecer una atención clínica independiente.

Código para el trastorno del sueño inducido por (sustancia específica): (F10.8 Alcohol [291.89]; F15.8 Anfetamina [292.89]; F15.8 Cafeína [292.89]; F14.8 Cocaína [292.89]; F11.8 Opiáceos [292.89]; F13.8 Sedantes, hipnóticos o ansiolíticos [292.89]; F19.8 Otras sustancias [o desconocidas] [292.89])

Nota de codificación. Véase página 108 para procedimiento de tipificación.

Especificar tipo:
   Tipo insomnio: si el insomnio es la alteración del sueño predominante
   Tipo hipersomnia: si la hipersomnia es la alteración del sueño predominante
   Tipo parasomnia: si una parasomnia es la alteración del sueño predominante
   Tipo mixto: si hay más de una alteración del sueño y ninguna predomina

Especificar si (v. tabla 2, págs. 100-101, para su aplicabilidad en cada sustancia):
   De inicio durante la intoxicación: si se cumplen los criterios para intoxicación por la sustancia y los síntomas aparecen durante el síndrome de intoxicación
   De inicio durante la abstinencia: si se cumplen los criterios para abstinencia de la sustancia y los síntomas aparecen durante o poco tiempo después del síndrome de abstinencia

TRASTORNOS DEL CONTROL DE LOS IMPULSOS NO CLASIFICADOS EN OTROS APARTADOS

■ F63.8 Trastorno explosivo intermitente [312.34]

A. Varios episodios aislados de dificultad para controlar los impulsos agresivos, que dan lugar a violencia o a destrucción de la propiedad.

B. El grado de agresividad durante los episodios es desproporcionado a la intensidad de cualquier estresante psicosocial precipitante.

C. Los episodios agresivos no se explican mejor por la presencia de otro trastorno mental (p. ej., trastorno antisocial de la personalidad, trastorno límite de la personalidad, trastorno psicótico, episodio maníaco, trastorno disocial o trastorno por déficit de atención con hiperactividad) y no son debidos a los efectos fisiológicos directos de una sustancia (p. ej., drogas, medicamentos) o a una enfermedad médica (p. ej., traumatismo craneal, enfermedad de Alzheimer).

■ F63.2 Cleptomanía [312.32]

A. Dificultad recurrente para controlar los impulsos de robar objetos que no son necesarios para el uso personal o por su valor económico.

B. Sensación de tensión creciente justo antes de cometer el robo.

C. Bienestar, gratificación o liberación en el momento de cometer el robo.

D. El robo no se comete para expresar cólera o por venganza y no es en respuesta a una idea delirante o a una alucinación.

E. El robo no se explica por la presencia de un trastorno disocial, un episodio maníaco o un trastorno antisocial de la personalidad.

■ F63.1 Piromanía [312.33]

A. Provocación deliberada e intencionada de un incendio en más de una ocasión.

B. Tensión o activación emocional antes del acto.

C. Fascinación, interés, curiosidad o atracción por el fuego y su contexto situacional (p. ej., parafernalia, usos, consecuencias).

D. Bienestar, gratificación o liberación cuando se inicia el fuego, o cuando se observa o se participa en sus consecuencias.

E. El incendio no se provoca por móviles económicos, como expresión de una ideología sociopolítica, para ocultar una actividad criminal, para expresar cólera o venganza, para mejorar las propias circunstancias de la vida, en respuesta a una idea delirante o a una alucinación, o como resultado de una alteración del juicio (p. ej., en la demencia, retraso mental, intoxicación por sustancias).

F. La provocación del incendio no se explica por la presencia de un trastorno disocial, un episodio maníaco, o un trastorno antisocial de la personalidad.

■ F63.0 Juego patológico [312.31]

A. Comportamiento de juego desadaptativo, persistente y recurrente, como indican por lo menos cinco (o más) de los siguientes items:

(1)   preocupación por el juego (p. ej., preocupación por revivir experiencias pasadas de juego, compensar ventajas entre competidores o planificar la próxima aventura, o pensar formas de conseguir dinero con el que jugar)

(2)   necesidad de jugar con cantidades crecientes de dinero para conseguir el grado de excitación deseado

(3)   fracaso repetido de los esfuerzos para controlar, interrumpir o detener el juego

(4)   inquietud o irritabilidad cuando intenta interrumpir o detener el juego

(5)   el juego se utiliza como estrategia para escapar de los problemas o para aliviar la disforia (p. ej., sentimientos de desesperanza, culpa, ansiedad, depresión)

(6)   después de perder dinero en el juego, se vuelve otro día para intentar recuperarlo (tratando de «cazar» las propias pérdidas)

(7)   se engaña a los miembros de la familia, terapeutas u otras personas para ocultar el grado de implicación con el juego

(8)   se cometen actos ilegales, como falsificación, fraude, robo o abuso de confianza, para financiar el juego

(9)   se han arriesgado o perdido relaciones interpersonales significativas, trabajo y oportunidades educativas o profesionales debido al juego

(10) se confía en que los demás proporcionen dinero que alivie la desesperada situación financiera causada por el juego

B. El comportamiento de juego no se explica mejor por la presencia de un episodio maníaco.

■ F63.3 Tricotilomanía [312.39]

A. Arrancamiento del propio pelo de forma recurrente, que da lugar a una pérdida perceptible de pelo.

B. Sensación de tensión creciente inmediatamente antes del arrancamiento de pelo o cuando se intenta resistir la práctica de ese comportamiento.

C. Bienestar, gratificación o liberación cuando se produce el arrancamiento del pelo.

D. La alteración no se explica mejor por la presencia de otro trastorno mental y no se debe a una enfermedad médica (p. ej., enfermedad dermatológica).

E. La alteración causa malestar clínicamente significativo o deterioro social, laboral o de otras áreas importantes de la actividad del individuo.

■ F63.9 Trastorno del control de los impulsos no especificado [312.30]

Esta categoría se reserva para los trastornos del control de los impulsos (p. ej., pellizcarse la piel) que no cumplen los criterios para ningún trastorno específico del control de los impulsos o para otro trastorno mental descrito en otras secciones, con síntomas relacionados con el control de los impulsos (p. ej., dependencia de sustancias, parafilia).

TRASTORNOS ADAPTATIVOS

■ **Trastorno adaptativo**

A. La aparición de síntomas emocionales o comportamentales en respuesta a un estresante identificable tiene lugar dentro de los 3 meses siguientes a la presencia del estresante.

B. Estos síntomas o comportamientos se expresan, clínicamente del siguiente modo:

  (1) malestar mayor de lo esperable en respuesta al estresante
  (2) deterioro significativo de la actividad social o laboral (o académica)

C. La alteración relacionada con el estrés no cumple los criterios para otro trastorno específico del Eje I y no constituye una simple exacerbación de un trastorno preexistente del Eje I o el Eje II.

D. Los síntomas no responden a una reacción de duelo.

E. Una vez ha cesado el estresante (o sus consecuencias), los síntomas no persisten más de 6 meses.

Especificar si:
  Agudo: si la alteración dura menos de 6 meses

Crónico: si la alteración dura 6 meses o más. Por definición, los síntomas no pueden persistir durante más de 6 meses después de la desaparición del estresante o de sus consecuencias. La especificación crónica se aplica cuando la duración de la alteración es superior a 6 meses en respuesta a un estresante crónico o a un estresante con consecuencias permanentes

Los trastornos adaptativos son codificados de acuerdo con el subtipo que mejor caracteriza los síntomas predominantes:

F43.20   Con estado de ánimo depresivo [309.0].   Este subtipo debe usarse cuando las manifestaciones predominantes son síntomas del tipo del estado de ánimo depresivo, llanto o desesperanza

F43.28   Con ansiedad [309.24].   Este subtipo debe usarse cuando las manifestaciones predominantes son síntomas como nerviosismo, preocupación o inquietud; o, en los niños, miedo a la separación de las figuras con mayor vinculación

F43.22   Mixto con ansiedad y estado de ánimo depresivo [309.28].   Este subtipo debe usarse cuando las manifestaciones dominantes son una combinación de ansiedad y depresión

F43.24   Con trastorno de comportamiento [309.3].   Este subtipo debe usarse cuando la manifestación predominante es una alteración del comportamiento, en la que hay una violación de los derechos de los demás o de las normas y reglas sociales apropiadas a la edad (p. ej., vagancia, vandalismo, conducción irresponsable, peleas e incumplimiento de las responsabilidades legales)

F43.25   Con alteración mixta de las emociones y el comportamiento [309.4].   Este subtipo debe usarse cuando las manifestaciones predominantes son tanto síntomas emocionales (p. ej., depresión y ansiedad) como trastorno de comportamiento (v. subtipo anterior)

F43.9   No especificado [309.9].   Este subtipo debe usarse para las reacciones desadaptativas (p. ej., quejas somáticas, aislamiento social, inhibición académica o laboral) a estresantes psicosociales que no son clasificables como uno de los subtipos específicos de trastorno adaptativo

Nota de codificación.   En una evaluación multiaxial, la naturaleza del estresante puede ser indicada en el Eje IV (p. ej., divorcio).

TRASTORNOS DE LA PERSONALIDAD

Esta sección comienza con una definición general del trastorno de la personalidad que es aplicable a cada uno de los 10 trastornos específicos de la personalidad. Todos los trastornos de la personalidad están codificados en el Eje II.

■ Criterios diagnósticos generales para un trastorno de la personalidad

A. Un patrón permanente de experiencia interna y de comportamiento que se aparta acusadamente de las expectativas de la cultura del sujeto. Este patrón se manifiesta en dos (o más) de las áreas siguientes:

   (1) cognición (p. ej., formas de percibir e interpretarse a uno mismo, a los demás y a los acontecimientos)
   (2) afectividad (p. ej., la gama, intensidad, labilidad y adecuación de la respuesta emocional)
   (3) actividad interpersonal
   (4) control de los impulsos

B. Este patrón persistente es inflexible y se extiende a una amplia gama de situaciones personales y sociales.

C. Este patrón persistente provoca malestar clínicamente significativo o deterioro social, laboral o de otras áreas importantes de la actividad del individuo.

D. El patrón es estable y de larga duración, y su inicio se remonta al menos a la adolescencia o al principio de la edad adulta.

E. El patrón persistente no es atribuible a una manifestación o a una consecuencia de otro trastorno mental.

F. El patrón persistente no es debido a los efectos fisiológicos directos de una sustancia (p. ej., una droga, un medicamento) ni a una enfermedad médica (p. ej., traumatismo craneal).

Trastornos de la personalidad del grupo A

■ F60.0 Trastorno paranoide de la personalidad [301.0]

A. Desconfianza y suspicacia general desde el inicio de la edad adulta, de forma que las intenciones de los demás son interpretadas como maliciosas, que aparecen en diversos contextos, como lo indican cuatro (o más) de los siguientes puntos:

(1) sospecha, sin base suficiente, que los demás se van a aprovechar de ellos, les van a hacer daño o les van a engañar

(2) preocupación por dudas no justificadas acerca de la lealtad o la fidelidad de los amigos y socios

(3) reticencia a confiar en los demás por temor injustificado a que la información que compartan vaya a ser utilizada en su contra

(4)   en las observaciones o los hechos más inocentes vislumbra significados ocultos que son degradantes o amenazadores

(5)   alberga rencores durante mucho tiempo, por ejemplo, no olvida los insultos, injurias o desprecios

(6)   percibe ataques a su persona o a su reputación que no son aparentes para los demás y está predispuesto a reaccionar con ira o a contraatacar

(7)   sospecha repetida e injustificadamente que su cónyuge o su pareja le es infiel

B.   Estas características no aparecen exclusivamente en el transcurso de una esquizofrenia, un trastorno del estado de ánimo con síntomas psicóticos u otro trastorno psicótico y no son debidas a los efectos fisiológicos directos de una enfermedad médica.

Nota.   Si se cumplen los criterios antes del inicio de una esquizofrenia, añadir «premórbido», por ejemplo, «trastorno paranoide de la personalidad (premórbido)».

■ F60.1 Trastorno esquizoide de la personalidad [301.20]

A.   Un patrón general de distanciamiento de las relaciones sociales y de restricción de la expresión emocional en el plano interpersonal, que comienza al principio de la edad adulta y se da en diversos contextos, como lo indican cuatro (o más) de los siguientes puntos:

(1)   ni desea ni disfruta de las relaciones personales, incluido el formar parte de una familia

(2)   escoge casi siempre actividades solitarias

(3)   tiene escaso o ningún interés en tener experiencias sexuales con otra persona

(4)   disfruta con pocas o ninguna actividad

(5)   no tiene amigos íntimos o personas de confianza, aparte de los familiares de primer grado

(6)   se muestra indiferente a los halagos o las críticas de los demás

(7)   muestra frialdad emocional, distanciamiento o aplanamiento de la afectividad

B.   Estas características no aparecen exclusivamente en el transcurso de una esquizofrenia, un trastorno del estado de ánimo con síntomas psicóticos u otro trastorno psicótico y no son debidas a los efectos fisiológicos directos de una enfermedad médica.

Nota.   Si se cumplen los criterios antes del inicio de una esquizofrenia, añadir «premórbido», por ejemplo, «trastorno esquizoide de la personalidad (premórbido)».

■ F21 Trastorno esquizotípico de la personalidad [301.22]

A.   Un patrón general de déficit sociales e interpersonales asociados a malestar agudo y una capacidad reducida para las relaciones personales, así como distorsiones cognoscitivas o perceptivas y excentricidades del comportamiento, que comienzan al principio de la edad adulta y se dan en diversos contextos, como lo indican cinco (o más) de los siguientes puntos:

(1)   ideas de referencia (excluidas las ideas delirantes de referencia)

(2)   creencias raras o pensamiento mágico que influye en el comportamiento y no es consistente con las normas subculturales (p. ej., superstición, creer en la clarividencia, telepatía o «sexto sentido»; en niños y adolescentes, fantasías o preocupaciones extrañas)

(3)   experiencias perceptivas inhabituales, incluidas las ilusiones corporales

(4)   pensamiento y lenguaje raros (p. ej., vago, circunstancial, metafórico, sobreelaborado o estereotipado)

(5)   suspicacia o ideación paranoide

(6)   afectividad inapropiada o restringida

(7)   comportamiento o apariencia rara, excéntrica o peculiar

(8)   falta de amigos íntimos o de confianza aparte de los familiares de primer grado

(9)   ansiedad social excesiva que no disminuye con la familiarización y que tiende a asociarse con los temores paranoides más que con juicios negativos sobre uno mismo

B.   Estas características no aparecen exclusivamente en el transcurso de una esquizofrenia, un trastorno del estado de ánimo con síntomas psicóticos u otro trastorno psicótico o de un trastorno generalizado del desarrollo.

Nota.   Si se cumplen los criterios antes del inicio de una esquizofrenia, añadir «premórbido», por ejemplo, «Trastorno esquizotípico de la personalidad (premórbido)».

Trastornos de la personalidad del grupo B

■ F60.2 Trastorno antisocial de la personalidad [301.7]

A.   Un patrón general de desprecio y violación de los derechos de los demás que se presenta desde la edad de 15 años, como lo indican tres (o más) de los siguientes ítems:

(1)   fracaso para adaptarse a las normas sociales en lo que respecta al comportamiento legal, como lo indica el perpetrar repetidamente actos que son motivo de detención

(2)   deshonestidad, indicada por mentir repetidamente, utilizar un alias, estafar a otros para obtener un beneficio personal o por placer

(3)   impulsividad o incapacidad para planificar el futuro

(4)   irritabilidad y agresividad, indicados por peleas físicas repetidas o agresiones

(5)   despreocupación imprudente por su seguridad o la de los demás

(6)   irresponsabilidad persistente, indicada por la incapacidad de mantener un trabajo con constancia o de hacerse cargo de obligaciones económicas

(7)   falta de remordimientos, como lo indica la indiferencia o la justificación del haber dañado, maltratado o robado a otros

B.   El sujeto tiene al menos 18 años.

C.   Existen pruebas de un trastorno disocial (v. pág. 61) que comienza antes de la edad de 15 años.

D.   El comportamiento antisocial no aparece exclusivamente en el transcurso de una esquizofrenia o un episodio maníaco.

■ F60.31 Trastorno límite de la personalidad [301.83]

Un patrón general de inestabilidad en las relaciones interpersonales, la autoimagen y la efectividad, y una notable impulsividad, que comienzan al principio de la edad adulta y se dan en diversos contextos, como lo indican cinco (o más) de los siguientes ítems:

(1)   esfuerzos frenéticos para evitar un abandono real o imaginado. **Nota:** No incluir los comportamientos suicidas o de automutilación que se recogen en el Criterio 5

(2)   un patrón de relaciones interpersonales inestables e intensas caracterizado por la alternancia entre los extremos de idealización y devaluación

(3)   alteración de la identidad: autoimagen o sentido de sí mismo acusada y persistentemente inestable

(4) impulsividad en al menos dos áreas, que es potencialmente dañina para sí mismo (p. ej., gastos, sexo, abuso de sustancias, conducción temeraria, atracones de comida). Nota: No incluir los comportamientos suicidas o de automutilación que se recogen en el Criterio 5

(5) comportamientos, intentos o amenazas suicidas recurrentes, o comportamiento de automutilación

(6) inestabilidad afectiva debida a una notable reactividad del estado de ánimo (p. ej., episodios de intensa disforia, irritabilidad o ansiedad, que suelen durar unas horas y rara vez unos días)

(7) sentimientos crónicos de vacío

(8) ira inapropiada e intensa o dificultades para controlar la ira (p. ej., muestras frecuentes de mal genio, enfado constante, peleas físicas recurrentes)

(9) ideación paranoide transitoria relacionada con el estrés o síntomas disociativos graves

■ F60.4 Trastorno histriónico de la personalidad [301.50]

Un patrón general de excesiva emotividad y una búsqueda de atención, que empiezan al principio de la edad adulta y que se dan en diversos contextos, como lo indican cinco (o más) de los siguientes ítems:

(1) no se siente cómodo en las situaciones en las que no es el centro de la atención

(2) la interacción con los demás suele estar caracterizada por un comportamiento sexualmente seductor o provocador

(3) muestra una expresión emocional superficial y rápidamente cambiante

(4) utiliza permanentemente el aspecto físico para llamar la atención sobre sí mismo

(5) tiene una forma de hablar excesivamente subjetiva y carente de matices

(6) muestra autodramatización, teatralidad y exagerada expresión emocional

(7) es sugestionable, por ejemplo, fácilmente influenciable por los demás o por las circunstancias

(8) considera sus relaciones más íntimas de lo que son en realidad

■ F60.8 Trastorno narcisista de la personalidad [301.81]

Un patrón general de grandiosidad (en la imaginación o en el comportamiento), una necesidad de admiración y una falta de empatía, que empiezan al principio de la edad adulta y que se dan en diversos contextos como lo indican cinco (o más) de los siguientes ítems:

(1) tiene un grandioso sentido de autoimportancia (p. ej., exagera los logros y capacidades, espera ser reconocido como superior, sin unos logros proporcionados)

(2) está preocupado por fantasías de éxito ilimitado, poder, brillantez, belleza o amor imaginarios

(3) cree que es «especial» y único y que sólo puede ser comprendido por, o sólo puede relacionarse con otras personas (o instituciones) que son especiales o de alto status

(4) exige una admiración excesiva

(5) es muy pretencioso, por ejemplo, expectativas irrazonables de recibir un trato de favor especial o de que se cumplan automáticamente sus expectativas

(6) es interpersonalmente explotador, por ejemplo, saca provecho de los demás para alcanzar sus propias metas

(7) carece de empatía: es reacio a reconocer o identificarse con los sentimientos y necesidades de los demás

(8) frecuentemente envidia a los demás o cree que los demás le envidian a él

(9) presenta comportamientos o actitudes arrogantes o soberbios

Trastornos de la personalidad del grupo C

◼ F60.6 Trastorno de la personalidad por evitación [301.82]

Un patrón general de inhibición social, unos sentimientos de incapacidad y una hipersensibilidad a la evaluación negativa, que comienzan al principio de la edad adulta y se dan en diversos contextos, como lo indican cuatro (o más) de los siguientes ítems:

(1) evita trabajos o actividades que impliquen un contacto interpersonal importante debido al miedo a las críticas, la desaprobación o el rechazo

(2) es reacio a implicarse con la gente si no está seguro de que va a agradar

(3) demuestra represión en las relaciones íntimas debido al miedo a ser avergonzado o ridiculizado

(4) está preocupado por la posibilidad de ser criticado o rechazado en las situaciones sociales

(5) está inhibido en las situaciones interpersonales nuevas a causa de sentimientos de incapacidad

(6) se ve a sí mismo socialmente inepto, personalmente poco interesante o inferior a los demás

(7) es extremadamente reacio a correr riesgos personales o a implicarse en nuevas actividades debido a que pueden ser comprometedoras

◼ F60.7 Trastorno de la personalidad por dependencia [301.6]

Una necesidad general y excesiva de que se ocupen de uno, que ocasiona un comportamiento de sumisión y adhesión y temores de separación, que empieza al inicio de la edad adulta y se da en varios contextos, como lo indican cinco (o más) de los siguientes ítems:

(1) tiene dificultades para tomar las decisiones cotidianas si no cuenta con un excesivo aconsejamiento y reafirmación por parte de los demás

(2) necesidad de que otros asuman la responsabilidad en las principales parcelas de su vida

(3) tiene dificultades para expresar el desacuerdo con los demás debido al temor a la pérdida de apoyo o aprobación. **Nota:** No se incluyen los temores reales a un castigo

(4) tiene dificultades para iniciar proyectos o para hacer las cosas a su manera (debido a la falta de confianza en su propio juicio o en sus capacidades más que a una falta de motivación o de energía)

(5) va demasiado lejos llevado por su deseo de lograr protección y apoyo de los demás, hasta el punto de presentarse voluntario para realizar tareas desagradables

(6) se siente incómodo o desamparado cuando está solo debido a sus temores exagerados a ser incapaz de cuidar de sí mismo

(7) cuando termina una relación importante, busca urgentemente otra relación que le proporcione el cuidado y el apoyo que necesita

(8) está preocupado de forma no realista por el miedo a que le abandonen y tenga que cuidar de sí mismo

■ F60.5 Trastorno obsesivo-compulsivo de la personalidad [301.4]

Un patrón general de preocupación por el orden, el perfeccionismo y el control mental e interpersonal, a expensas de la flexibilidad, la espontaneidad y la eficiencia, que empieza al principio de la edad adulta y se da en diversos contextos, como lo indican cuatro (o más) de los siguientes ítems:

(1) preocupación por los detalles, las normas, las listas, el orden, la organización o los horarios, hasta el punto de perder de vista el objeto principal de la actividad

(2) perfeccionismo que interfiere con la finalización de las tareas (p. ej., es incapaz de acabar un proyecto porque no cumple sus propias exigencias, que son demasiado estrictas)

(3) dedicación excesiva al trabajo y a la productividad con exclusión de las actividades de ocio y las amistades (no atribuible a necesidades económicas evidentes)

(4) excesiva terquedad, escrupulosidad e inflexibilidad en temas de moral, ética o valores (no atribuible a la identificación con la cultura o la religión)

(5) incapacidad para tirar los objetos gastados o inútiles, incluso cuando no tienen un valor sentimental

(6) es reacio a delegar tareas o trabajo en otros, a no ser que éstos se sometan exactamente a su manera de hacer las cosas

(7) adopta un estilo avaro en los gastos para él y para los demás; el dinero se considera algo que hay que acumular con vistas a catástrofes futuras

(8) muestra rigidez y obstinación

■ F60.9 Trastorno de la personalidad no especificado [301.9]

Esta categoría se reserva para los trastornos de la personalidad (v. Criterios diagnósticos generales para un trastorno de la personalidad, en la pág. 275) que no cumplen los criterios para un trastorno específico de la personalidad. Un ejemplo es la presencia de características de más de un trastorno específico de la personalidad que no cumplen los criterios completos para ningún trastorno de la personalidad («personalidad mixta»), pero que, en conjunto, provocan malestar clínicamente significativo o deterioro en una o más áreas importantes de la actividad del individuo (p. ej., social o laboral).

Esta categoría también puede utilizarse cuando el clínico considera que un trastorno específico de la personalidad que no está incluido en la clasificación es apropiado. Los ejemplos incluyen el trastorno depresivo de la personalidad y el trastorno pasivo-agresivo de la personalidad (v. Apéndice B del DSM-IV-TR para los criterios de investigación que se sugieren).

OTROS PROBLEMAS QUE PUEDEN SER OBJETO DE ATENCIÓN CLÍNICA

Esta sección considera otros estados o problemas que pueden ser objeto de atención clínica y que se relacionan con trastornos mentales descritos previamente en este manual en una de las siguientes formas: 1) el problema está centrado en el diagnóstico o el tratamiento y la persona no tiene un trastorno mental (p. ej., problemas conyugales en los que ninguno de los cónyuges tiene síntomas que cumplan los criterios de trastorno mental, de modo que sólo se codifica problemas conyugales); 2) la persona tiene un trastorno mental, pero éste no está relacionado con el problema (p. ej., problemas conyugales en los que uno de los cónyuges tiene una fobia específica: en tal caso hay que codificar ambos diagnósticos), y 3) la persona tiene un trastorno mental que está relacionado con el problema, pero el problema es de gravedad suficiente como para merecer atención clínica independiente (p. ej., problemas conyugales asociados a trastorno depresivo mayor de uno de los cónyuges: en tal caso, también se codifican los dos). Los estados y problemas de esta sección se codifican en el Eje I.

Factores psicológicos que afectan al estado físico

■ F54 (Factor psicológico) que afecta a... *(indicar enfermedad médica)* [316]

A. Presencia de una enfermedad médica (codificada en el Eje III).

B. Los factores psicológicos afectan negativamente a la enfermedad médica en alguna de estas formas:

   (1) los factores han influido el curso de la enfermedad médica como puede observarse por la íntima relación temporal entre los factores psicológicos y el desarrollo o la exacerbación de la enfermedad médica, o el retraso de su recuperación
   (2) los factores interfieren en el tratamiento de la enfermedad médica
   (3) los factores constituyen un riesgo adicional para la salud de la persona
   (4) las respuestas fisiológicas relacionadas con el estrés precipitan o exacerban los síntomas de la enfermedad médica

Escoger nombre basándose en la naturaleza de los factores psicológicos (si hay más de un factor, indicar el más prominente):
Trastorno mental que afecta a… *(indicar enfermedad médica)* (p. ej., un trastorno del Eje I como trastorno depresivo mayor que retrasa la recuperación de un infarto de miocardio)
Síntomas psicológicos que afectan a... *(indicar enfermedad médica)* (p. ej., síntomas depresivos que retrasan una recuperación quirúrgica; ansiedad que exacerba una crisis de asma)
Rasgos de personalidad o estilo de afrontamiento que afectan a… *(indicar enfermedad médica)* (p. ej., negación patológica de la necesidad de cirugía en un paciente con cáncer; comportamiento hostil e impaciente que contribuye a la enfermedad cardiovascular)
Comportamientos desadaptativos que afectan a… *(indicar enfermedad médica)* (p. ej., sobrealimentación, falta de ejercicio, comportamientos sexuales de riesgo)
Respuesta fisiológica relacionada con el estrés que afecta a… *(indicar enfermedad médica)* (p. ej., exacerbación de una úlcera relacionada con el estrés, hipertensión, arritmia o cefalea tensional)

Otros factores psicológicos o no especificados que afectan a...
(indicar enfermedad médica) (p. ej., factores interpersonales,
culturales o religiosos)

Trastornos motores inducidos por medicamentos

Se incluyen los siguientes trastornos motores inducidos por medicamentos debido a su frecuente importancia en: 1) el tratamiento de los
trastornos mentales o de las enfermedades médicas y 2) el diagnóstico
diferencial con trastornos del Eje I (p. ej., trastorno de ansiedad *versus*
acatisia provocada por neurolépticos; catatonia *versus* síndrome neuroléptico maligno). Aunque estos trastornos se califican como «inducidos
por medicamentos», es difícil establecer la relación causal entre la administración del medicamento y la aparición del trastorno motor, especialmente porque estos trastornos también aparecen en ausencia de
medicación. El término *neuroléptico* es ampliamente usado en este
manual para referirse a medicamentos con propiedades antagonistas
sobre el receptor dopaminérgico. Aunque resulta cada vez más obsoleto
destacar la tendencia de los fármacos antipsicóticos a causar movimientos anormales, el término *neuroléptico* continúa siendo adecuado. Aunque los nuevos fármacos antipsicóticos presentan una menor probabili-
dad de producir trastornos motores inducidos por medicamentos, estos
síndromes continúan apareciendo. Los neurolépticos incluyen los lla-
mados agentes antipsicóticos «típicos» (p. ej., clorpromacina, haloperi-
dol, flufenacina), los nuevos agentes antipsicóticos «atípicos» (p. ej.,
clozapina, risperidona, olanzapina, quetiapina), algunos fármacos que
bloquean el receptor dopaminérgico utilizado en el tratamiento de síntomas como náuseas y gastroparesia (p. ej., proclorperacina, prometacina,
trimetobenzamida, tietilperacina y metoclopramida), y la amoxapi-
na, que está considerada un antidepresivo. Los trastornos motores
inducidos por medicamentos deben codificarse en el Eje I.

■ G21.1 Parkinsonismo inducido por neurolépticos [332.1]

Temblor parkinsoniano, rigidez muscular o acinesia que aparecen a las pocas semanas de iniciar o aumentar la dosis de un neuroléptico (o después de disminuir la medicación utilizada para tratar síntomas extrapiramidales). (V. Apéndice B del DSM-IV-TR para los criterios de investigación que se sugieren.)

■ G21.0 Síndrome neuroléptico maligno [333.92]

Rigidez muscular grave, temperatura elevada y otros síntomas (p. ej., sudación, disfagia, incontinencia, alteraciones del nivel de conciencia que van de la confusión al coma, mutismo, elevación o labilidad en la tensión arterial, elevación de la creatinfosfocinasa [CPK]) que aparecen con el consumo de neurolépticos. (V. Apéndice B del DSM-IV-TR para los criterios de investigación que se sugieren.)

■ G24.0 Distonía aguda inducida por neurolépticos [333.7]

Posición anormal o espasmo de los músculos de la cabeza, el cuello, las extremidades o el tronco que aparecen varios días después de iniciar o aumentar la dosis de neurolépticos (o después de disminuir la medicación utilizada para tratar los síntomas extrapiramidales). (V. Apéndice B del DSM-IV-TR para los criterios de investigación que se sugieren.)

■ G21.1 Acatisia aguda inducida por neurolépticos [333.99]

Quejas subjetivas de inquietud que se acompañan de movimientos observables (p. ej., movimientos de piernas, balanceo de pierna a pierna, paseos o incapacidad para permanecer sentado o estar en pie) que aparecen varias semanas después de iniciar o aumentar la dosis de neurolépticos (o después de disminuir la medicación utilizada para tratar los síntomas extrapiramidales). (V. Apéndice B del DSM-IV-TR para los criterios de investigación que se sugieren.)

■ G24.0 Discinesia tardía inducida por neurolépticos [333.82]

Movimientos involuntarios de tipo coreiforme, atetoide o rítmicos (que duran varias semanas) de la lengua, la mandíbula o las extremidades, que aparecen asociados al consumo de neurolépticos durante varios meses (puede ser durante un corto período de tiempo en los ancianos). (V. Apéndice B del DSM-IV-TR para los criterios de investigación que se sugieren.)

■ G25.1 Temblor postural inducido por medicamentos [333.1]

Temblor fino que aparece durante los intentos por mantener una postura que se asocia al consumo de un medicamento (p. ej., litio, antidepresivos, ácido valproico). (V. Apéndice B del DSM-IV-TR para los criterios de investigación que se sugieren.)

■ G25.9 Trastorno motor inducido por medicamentos no especificado [333.90]

Esta categoría se reserva para trastornos del movimiento inducidos por medicamentos no clasificados en ninguno de los trastornos específicos mencionados antes. Los ejemplos incluyen: 1) parkinsonismo, acatisia aguda, distonía aguda o movimientos discinéticos relacionados con medicamentos distintos de los neurolépticos; 2) cuadros clínicos que recuerdan el síndrome neuroléptico maligno relacionados con medicamentos distintos de los neurolépticos, y 3) distonía tardía.

Otros trastornos inducidos por medicamentos

■ T88.7 Efectos adversos de los medicamentos no especificados [995.2]

Esta categoría se reserva para su uso opcional por los clínicos para codificar los efectos secundarios de los fármacos (distintos de los trastornos motores) cuando estos efectos adversos se convierten en el objeto principal de la atención clínica. Los ejemplos incluyen hipotensión grave, arritmias cardíacas y priapismo.

Problemas de relación

Los problemas de relación incluyen patrones de interacción entre miembros de una unidad relacional que están asociados a un deterioro de la actividad clínicamente significativo, o a síntomas de uno o más miembros de una unidad relacional, o a deterioro de la unidad relacional misma. Se incluyen los siguientes problemas de relación, porque con frecuencia son objeto de atención clínica por parte de los profesionales de la salud. Estos problemas pueden exacerbar o complicar el tratamiento de un trastorno mental o de una enfermedad médica en uno o más miembros de la unidad relacional, pueden ser el resultado de un trastorno mental o de una enfermedad médica, pueden ser independientes de otros trastornos presentes o pueden aparecer en ausencia de cualquier otro trastorno. Cuando estos problemas son el objeto principal de atención clínica, deben codificarse en el Eje I. Por otro lado, si existen, pero no son objeto principal de la atención clínica, pueden codificarse en el Eje IV. La categoría relevante se aplica generalmente a todos los miembros de la unidad relacional que estén recibiendo tratamiento debido al problema.

Z63.7 Problema de relación asociado a un trastorno mental o a una enfermedad médica [V61.9]

Esta categoría debe usarse cuando el objeto de atención clínica es un patrón de deterioro en la interacción que está asociado a un trastorno mental o a una enfermedad médica de un miembro de la familia.

Z63.8 Problemas paterno-filiales [V61.20]

Esta categoría debe usarse cuando el objeto de atención clínica es el patrón de interacción entre padres e hijos (p. ej., deterioro de la comunicación, sobreprotección, disciplina inadecuada) que está asociado a un deterioro clínicamente significativo de la actividad individual o familiar o a la aparición de síntomas clínicamente significativos en los padres o hijos.

Nota de codificación.   Especificar Z63.1 si el objeto de atención clínica es el niño.

Z63.0 Problemas conyugales [V61.1]

Esta categoría debe utilizarse cuando el objeto de atención clínica es un patrón de interacción entre cónyuges o compañeros caracterizado por una comunicación negativa (p. ej., críticas), una comunicación distorsionada (p. ej., expectativas poco realistas) o una ausencia de comunicación (p. ej., aislamiento), que está asociado a un deterioro clínicamente significativo de la actividad individual o familiar o a la aparición de síntomas en uno o ambos cónyuges.

F93.3 Problema de relación entre hermanos [V61.8]

Esta categoría debe usarse cuando el objeto de atención clínica es un patrón de interacción entre hermanos que está asociado a un deterioro clínicamente significativo de la actividad individual o familiar o a la aparición de síntomas en uno o más hermanos.

■ Z63.9 Problema de relación no especificado [V62.81]

Esta categoría debe usarse cuando el objeto de atención clínica se centra en los problemas de relación que no son clasificables en ninguno de los problemas específicos mencionados antes (p. ej., dificultades con los colaboradores).

Problemas relacionados con el abuso o la negligencia

Este apartado incluye categorías que deben utilizarse cuando el objeto de atención clínica es un maltrato grave de una persona por otra utilizando el abuso físico, el abuso sexual o la negligencia. Estos problemas se incluyen porque son objeto de atención clínica frecuente entre las personas visitadas por los profesionales de la salud. En la codificación de la CIE-9-MC se aplica el código V apropiado si el objeto de atención es sobre la persona que ha perpetrado el abuso o la negligencia o sobre la unidad relacional en la que ocurre. Si la persona atendida o tratada es la víctima del abuso o la negligencia, se codifica [995.52], [995.53] o [995.54] para los niños, y [995.81] o [995.83] para un adulto (dependiendo del tipo de abuso).

■ T74.1 Abuso físico del niño [V61.21]

Esta categoría debe usarse cuando el objeto de atención clínica es el abuso físico de un niño.

Nota de codificación.   [Para CIE-9-MC especificar 995.54 si el objeto de atención clínica es la víctima.]

▓ T74.2 Abuso sexual del niño [V61.21]

Esta categoría deberá usarse cuando el objeto de atención clínica es el abuso sexual de un niño.

Nota de codificación.   [Para CIE-9-MC especificar 995.53 si el objeto de atención clínica es la víctima.]

▓ T74.0 Negligencia de la infancia [V61.21]

Esta categoría deberá usarse cuando el objeto de atención clínica es el descuido de un niño.

Nota de codificación.   [Para CIE-9-MC especificar 995.52 si el objeto de atención clínica es la víctima.]

▓ T74.1 Abuso físico del adulto [V61.1]

Esta categoría debe usarse cuando el objeto de atención clínica es el abuso físico de un adulto (p. ej., dar una paliza al cónyuge, abusar de un progenitor anciano).

Nota de codificación.   [Para CIE-9-MC especificar **V61.12** si el objeto de atención clínica es el agente perpetrante y el abuso lo lleva a cabo el compañero; **V62.83** si el objeto de atención clínica es el agente perpetrante y el abuso lo lleva a cabo una persona distinta del compañero; **995.81** si el objeto de atención clínica es la víctima.]

▓ T74.2 Abuso sexual del adulto [V61.1]

Esta categoría debe usarse cuando el objeto de atención clínica es el abuso sexual de un adulto (p. ej., coacción sexual, violación).

Nota de codificación.   [Para CIE-9-MC especificar **V61.12** si el objeto de atención clínica es el agente perpetrante y el abuso lo lleva a cabo el compañero; **V62.83** si el objeto de atención clínica es el agente perpetrante y el abuso lo lleva a cabo una persona distinta al compañero; **995.83** si el objeto de atención clínica es la víctima.]

Problemas adicionales que pueden ser objeto de atención clínica

■ Z91.1 Incumplimiento terapéutico [V15.81]

Esta categoría debe usarse cuando el objeto de atención clínica es el incumplimiento con un aspecto importante del tratamiento en un trastorno mental o en una enfermedad médica. Las razones del incumplimiento pueden deberse a las molestias que provoca el tratamiento (p. ej., efectos secundarios de la medicación), a su costo elevado, a decisiones basadas en juicios de valor personales o creencias religiosas o culturales sobre las ventajas e inconvenientes del tratamiento propuesto, a rasgos de personalidad o a estilos de afrontamiento anómalos (p. ej., negación de la enfermedad) y a la presencia de un trastorno mental (p. ej., esquizofrenia, trastorno de la personalidad por evitación). Esta categoría debe usarse sólo si el problema es de gravedad suficiente como para merecer atención clínica independiente.

■ Z76.5 Simulación [V65.2]

La característica de la simulación es la producción intencionada de síntomas físicos o psicológicos desproporcionados o falsos, motivados por incentivos externos como no realizar el servicio militar, evitar un trabajo, obtener una compensación económica, escapar de una condena criminal u obtener drogas. Bajo algunas circunstancias, la simulación puede representar un comportamiento adaptativo: por ejemplo, fingir una enfermedad mientras se está cautivo del enemigo en tiempo de guerra.

Debe sospecharse simulación si existe alguna de las combinaciones presentes:

1. Presentación de un contexto medicolegal (p. ej., la persona es enviada por el fiscal a una exploración médica).

2. Discrepancia acusada entre el estrés o la alteración explicados por la persona y los datos objetivos de la exploración médica.
3. Falta de cooperación durante la valoración diagnóstica e incumplimiento del régimen de tratamiento prescrito.
4. Presentación de un trastorno antisocial de la personalidad.

La simulación difiere del trastorno facticio en que existe un incentivo externo para la producción de los síntomas, lo que no ocurre en el trastorno facticio. La evidencia de una necesidad intrapsíquica para mantener el papel de enfermo sugiere un trastorno facticio. La simulación se diferencia del trastorno de conversión y de otros trastornos somatomorfos por la producción intencionada de síntomas y por los obvios incentivos externos asociados a ella. En la simulación (a diferencia de lo que ocurre en el trastorno de conversión) los síntomas no ceden por sugestión o hipnosis.

■ Z72.8 Comportamiento antisocial del adulto [V71.01]

Esta categoría puede usarse cuando el objeto de atención clínica es un comportamiento antisocial del adulto que no se debe a un trastorno mental (p. ej., trastorno disocial, trastorno antisocial de la personalidad, trastorno del control de los impulsos). Los ejemplos incluyen el comportamiento de algunos ladrones profesionales, chantajistas y traficantes de sustancias ilegales.

■ Z72.8 Comportamiento antisocial en la niñez o la adolescencia [V71.02]

Esta categoría puede usarse cuando el objeto de atención clínica es un comportamiento antisocial en el niño o el adolescente que no es debido a un trastorno mental (p. ej., trastorno disocial o trastorno del control de los impulsos). Los ejemplos incluyen actos antisociales aislados de los niños o adolescentes (no un patrón de comportamiento antisocial).

■ R41.8 Capacidad intelectual límite [V62.89]

Esta categoría puede usarse cuando el objeto de atención clínica está asociado a una capacidad intelectual límite, esto es, a un CI entre 71 y 84. El diagnóstico diferencial entre la capacidad intelectual límite y el retraso mental (CI de 70 o inferior) es especialmente difícil cuando coexisten otros trastornos mentales (p. ej., esquizofrenia).

Nota de codificación.   Se codifica en el Eje II.

■ R41.8 Deterioro cognoscitivo relacionado con la edad [780.9]

Esta categoría puede usarse cuando el objeto de atención clínica es un deterioro de la actividad cognoscitiva, demostrado objetivamente, a consecuencia de la edad y que está dentro de los límites normales de esa edad. Los individuos con este déficit pueden tener problemas para recordar nombres o citas y experimentar dificultades para solucionar problemas complejos. Esta categoría sólo debe usarse tras haber determinado que el deterioro cognoscitivo no es atribuible a un trastorno mental específico o a una enfermedad neurológica.

■ Z63.4 Duelo [V62.82]

Esta categoría puede usarse cuando el objeto de atención clínica es una reacción a la muerte de una persona querida. Como parte de su reacción de pérdida, algunos individuos afligidos presentan síntomas característicos de un episodio de depresión mayor (p. ej., sentimientos de tristeza y síntomas asociados como insomnio, anorexia y pérdida de peso). La persona con duelo valora el estado de ánimo depresivo como «normal», aunque puede buscar ayuda profesional para aliviar los síntomas asociados como el insomnio y la anorexia. La duración y la expresión de un duelo «normal» varía considerablemente entre los diferentes grupos culturales. El diagnóstico de trastorno depresivo mayor no está indicado a menos que los síntomas se mantengan 2 meses después de la pérdida. Sin embargo, la presencia de ciertos síntomas que no son característicos de una reacción de duelo «normal» puede ser útil para diferenciar el duelo del episodio depresivo mayor. Entre aquéllos se incluyen: 1) la culpa por las cosas, más que por las acciones, recibidas o no recibidas por el superviviente en el momento de morir la persona querida; 2) pensamientos de muerte más que voluntad de vivir, con el sentimiento de que el superviviente debería haber muerto con la persona fallecida; 3) preocupación mórbida con sentimiento de inutilidad; 4) enlentecimiento psicomotor acusado; 5) deterioro funcional acusado y prolongado, y 6) experiencias alucinatorias distintas de las de escuchar la voz o ver la imagen fugaz de la persona fallecida.

■ Z55.8 Problema académico [V62.3]

Esta categoría puede usarse cuando el objeto de atención clínica es un problema académico que no se debe a un trastorno mental o que, si se debe a un trastorno mental, es lo bastante grave como para merecer atención clínica independiente. Un ejemplo es la existencia de un patrón gradual de fracaso o la presencia de pocos logros significativos en una persona con una capacidad intelectual adecuada en ausencia de un trastorno del aprendizaje o de la comunicación o cualquier otro trastorno mental que pudiera explicar el problema.

■ Z56.7 Problema laboral [V62.2]

Esta categoría puede usarse cuando el objeto de atención clínica es un problema laboral que no se debe a un trastorno mental o que, si se debe a un tratorno mental, es lo bastante grave como para merecer una atención clínica independiente. Los ejemplos incluyen la insatisfacción laboral y la incertidumbre sobre la elección profesional.

■ F93.8 Problema de identidad [313.82]

Esta categoría puede usarse cuando el objeto de atención clínica es la incertidumbre sobre los múltiples aspectos relacionados con la identidad, como son los objetivos a largo plazo, elección de profesión, patrones de amistad, comportamiento y orientación sexuales, valores morales y lealtades de grupo.

■ Z71.8 Problema religioso o espiritual [V62.89]

Esta categoría puede usarse cuando el objeto de atención clínica es un problema religioso o espiritual. Los ejemplos incluyen el malestar que implica la pérdida o el cuestionamiento de la fe, los problemas asociados con la conversión a una nueva fe, o el cuestionamiento de los valores espirituales que pueden o no estar necesariamente relacionados con una iglesia organizada o con una institución religiosa.

■ Z60.3 Problema de aculturación [V62.4]

Esta categoría puede usarse cuando el objeto de atención clínica es un problema relacionado con la adaptación a diferentes culturas (p. ej., problemas educativos relacionados con la emigración).

■ Z60.0 Problema biográfico [V62.89]

Esta categoría puede usarse cuando el objeto de atención clínica es un problema asociado con una etapa del desarrollo o con otras circunstancias de la vida que no se debe a un trastorno mental o que, si es debido a un trastorno mental, es lo bastante grave como para merecer atención clínica independiente. Los ejemplos incluyen problemas asociados con la incorporación al colegio, el abandono del control de los padres, el comienzo de una nueva profesión y los cambios relacionados con el matrimonio, el divorcio y la jubilación.

CÓDIGOS ADICIONALES

■ **F99 Trastorno mental no especificado (no psicótico) [300.9]**

Hay diferentes circunstancias en las que es apropiado asignar este código: 1) para un trastorno mental específico no incluido en la clasificación DSM-IV; 2) cuando no resulta apropiada ninguna de las categorías disponibles del tipo no especificado, o 3) cuando se considera que hay un trastorno mental no psicótico, pero no hay suficiente información disponible para diagnosticar una de las categorías de la clasificación. En algunos casos el diagnóstico puede cambiarse a un trastorno específico después de obtener más información.

■ **Z03.2 Sin diagnóstico o estado en el Eje I [V71.09]**

Debe indicarse cuando no hay ningún diagnóstico o estado en el Eje I. Puede haber o no un diagnóstico del Eje II.

■ R69 Diagnóstico o estado aplazado en el Eje I [799.9]

Debe anotarse como diagnóstico o estado aplazados en el Eje I cuando no se dispone de suficiente información para hacer una valoración diagnóstica acerca de un diagnóstico o estado en el Eje I.

■ Z03.2 Sin diagnóstico en el Eje II [V71.09]

Debe indicarse cuando no hay un diagnóstico en el Eje II (p. ej., sin trastorno de la personalidad). Puede haber o no diagnóstico o estado en el Eje I.

■ R46.8 Diagnóstico aplazado en el Eje II [799.9]

Debe anotarse como diagnóstico aplazado en el Eje II cuando no hay suficiente información para hacer una valoración diagnóstica acerca de un diagnóstico en el Eje II.

LISTA DE LOS APÉNDICES
DEL DSM-IV-TR

Remitimos al lector a las páginas indicadas del DSM-IV-TR para más información sobre los siguientes apéndices:

CLASIFICACIÓN DSM-IV-TR CON CÓDIGOS CIE-9-MC

Cuando aparece una *x* en un código diagnóstico significa que se requiere un número específico de código.

En los nombres de algunos trastornos se añaden paréntesis (...) para indicar que hay que incluir el nombre del trastorno mental específico o de la enfermedad médica (p. ej., 293.0 Delirium debido a hipotiroidismo).

Los códigos señalados con un asterisco (*) son válidos a partir del 1 de octubre de 2000.

Si se cumplen todos los criterios, se puede anotar una de las siguientes especificaciones de gravedad a continuación del diagnóstico:

Leve
Moderado
Grave

Si no se cumplen todos los criterios, se puede anotar una de las siguientes especificaciones:

En remisión parcial
En remisión total
Historia anterior

TRASTORNOS DE INICIO EN LA INFANCIA, LA NIÑEZ O LA ADOLESCENCIA

RETRASO MENTAL
Nota: Se codifican en el Eje II.
317   Retraso mental leve
318.0   Retraso mental moderado
318.1   Retraso mental grave
318.2   Retraso mental profundo
319   Retraso mental de gravedad no especificada

TRASTORNOS DEL APRENDIZAJE
315.00   Trastorno de la lectura
315.1   Trastorno del cálculo
315.2   Trastorno de la expresión escrita
315.9   Trastorno del aprendizaje no especificado

TRASTORNO DE LAS HABILIDADES MOTORAS
315.4   Trastorno del desarrollo de la coordinación

TRASTORNOS DE LA COMUNICACIÓN
315.31   Trastorno del lenguaje expresivo
315.32   Trastorno mixto del lenguaje receptivo-expresivo
315.39   Trastorno fonológico
307.0   Tartamudeo
307.9   Trastorno de la comunicación no especificado

TRASTORNOS GENERALIZADOS DEL DESARROLLO
299.00   Trastorno autista
299.80   Trastorno de Rett
299.10   Trastorno desintegrativo infantil
299.80   Trastorno de Asperger
299.80   Trastorno generalizado del desarrollo no especificado

TRASTORNOS POR DÉFICIT DE ATENCIÓN Y COMPORTAMIENTO PERTURBADOR
314.xx   Trastorno por déficit de atención con hiperactividad
  .01   Tipo combinado

.00	Tipo con predominio del déficit de atención
.01	Tipo con predominio hiperactivo-impulsivo
314.9	Trastorno por déficit de atención con hiperactividad no especificado
312.xx	Trastorno disocial
.81	Tipo de inicio infantil
.82	Tipo de inicio adolescente
.89	Inicio no especificado
313.81	Trastorno negativista desafiante
312.9	Trastorno de comportamiento perturbador no especificado

TRASTORNOS DE LA INGESTIÓN Y DE LA CONDUCTA ALIMENTARIA DE LA INFANCIA O LA NIÑEZ

307.52	Pica
307.53	Trastorno de rumiación
307.59	Trastorno de la ingestión alimentaria de la infancia o la niñez

TRASTORNOS DE TICS

307.23	Trastorno de la Tourette
307.22	Trastorno de tics motores o vocales crónicos
307.21	Trastorno de tics transitorios
	Especificar si: Episodio único/recidivante
307.20	Trastorno de tics no especificado

TRASTORNOS DE LA ELIMINACIÓN

—.—	Encopresis
787.6	Con estreñimiento e incontinencia por rebosamiento
307.7	Sin estreñimiento ni incontinencia por rebosamiento
307.6	Enuresis (no debida a una enfermedad médica)
	Especificar tipo: Sólo nocturna/sólo diurna/nocturna y diurna

OTROS TRASTORNOS DE LA INFANCIA, LA NIÑEZ O LA ADOLESCENCIA

309.21	Trastorno de ansiedad por separación
	Especificar si: De inicio temprano
313.23	Mutismo selectivo
313.89	Trastorno reactivo de la vinculación de la infancia o la niñez
	Especificar tipo: Inhibido/ desinhibido

© MASSON, S.A. Fotocopiar sin autorización es un delito.

307.3   Trastorno de movimientos estereotipados
Especificar si: Con comportamientos autolesivos

313.9   Trastorno de la infancia, la niñez o la adolescencia no especificado

Delirium, demencia, trastornos amnésicos y otros trastornos cognoscitivos

DELIRIUM

293.0   Delirium debido a…
(indicar enfermedad médica)

——.–   Delirium inducido por sustancias
(consultar trastornos relacionados con sustancias para los códigos específicos de cada una de ellas)

——.–   Delirium por abstinencia de sustancias
(consultar trastornos relacionados con sustancias para los códigos específicos de cada una de ellas)

——.–   Delirium debido a múltiples etiologías
(codificar cada etiología específica)

780.09   Delirium no especificado

DEMENCIA

294.xx* Demencia tipo Alzheimer, de inicio temprano
(codificar también 331.0 Enfermedad de Alzheimer en el Eje III)

   .10   Sin alteración de comportamiento
   .11   Con alteración de comportamiento

294.xx* Demencia tipo Alzheimer, de inicio tardío
(codificar también 331.0 Enfermedad de Alzheimer en el Eje III)

   .10   Sin alteración de comportamiento
   .11   Con alteración de comportamiento

290.xx   Demencia vascular
   .40   No complicada
   .41   Con delirium
   .42   Con ideas delirantes
   .43   Con estado de ánimo depresivo
Especificar si: Con trastorno de comportamiento

Codificar la presencia o ausencia de una alteración del comportamiento en el quinto dígito para la Demencia debida a enfermedad médica:

0 = sin alteración de comportamiento
1 = con alteración de comportamiento

294.1x* Demencia debida a enfermedad por VIH
(codificar también 0.42x VIH en el Eje III)

294.1x* Demencia debida a traumatismo craneal
(codificar también 854.00 Lesión cerebral en el Eje III)

294.1x* Demencia debida a enfermedad de Parkinson
(codificar también 332.0 Enfermedad de Parkinson en el Eje III)

294.1x* Demencia debida a enfermedad de Huntington
(codificar también 333.4 Enfermedad de Huntington en el Eje III)

294.1x* Demencia debida a enfermedad de Pick
(codificar también 331.1 Enfermedad de Pick en el Eje III)

294.1x* Demencia debida a enfermedad de Creutzfeldt-Jakob
(codificar también 046.1 Enfermedad de Creutzfeldt-Jakob en el Eje III)

294.1* Demencia debida a…
(indicar enfermedad médica no enumerada antes) (codificar también la enfermedad médica en el Eje III)

——.– Demencia persistente inducida por sustancias
(consultar los trastornos relacionados con sustancias para los códigos específicos de cada una de ellas)

——.– Demencia debida a múltiples etiologías
(codificar cada una de las etiologías específicas)

294.8 Demencia no especificada

TRASTORNOS AMNÉSICOS

294.0 Trastorno amnésico debido a…
(indicar enfermedad médica)
Especificar si: Transitorio/ crónico

——.– Trastorno amnésico persistente inducido por sustancias
(consultar los trastornos relacionados con sustancias para los códigos específicos de cada una de ellas)

294.8 Trastorno amnésico no especificado

OTROS TRASTORNOS COGNOSCITIVOS

294.9 Trastorno cognoscitivo no especificado

TRASTORNOS MENTALES DEBIDOS A ENFERMEDAD MÉDICA, NO CLASIFICADOS EN OTROS APARTADOS

293.89   Trastorno catatónico debido a... *(indicar enfermedad médica)*
310.1   Cambio de personalidad debido a...
         (indicar enfermedad médica)
         Especificar tipo: Lábil/desinhibido/agresivo/apático/paranoide/otros tipos/combinado/tipo inespecífico
293.9   Trastorno mental no especificado debido a...
         (indicar enfermedad médica)

TRASTORNOS RELACIONADOS CON SUSTANCIAS

Se pueden aplicar las siguientes especificaciones a la dependencia de sustancias:
   [a] Con dependencia fisiológica/sin dependencia fisiológica
   [b] Remisión total temprana/remisión parcial temprana
   [c] Remisión total sostenida/remisión parcial sostenida
   [d] En un entorno controlado/en terapéutica con agonistas
Se aplican las siguientes especificaciones a los trastornos inducidos por sustancias:
   [I] De inicio durante la intoxicación/[A]de inicio durante la abstinencia

TRASTORNOS RELACIONADOS CON EL ALCOHOL
Trastornos por consumo de alcohol
303.90   Dependencia del alcohol [a,b,c]
305.00   Abuso de alcohol

Trastornos inducidos por el alcohol
303.00   Intoxicación por alcohol
291.81   Abstinencia de alcohol
         Especificar si: Con alteraciones perceptivas
291.0   Delirium por intoxicación por alcohol
291.0   Delirium por abstinencia de alcohol
291.2   Demencia persistente inducida por alcohol
291.1   Trastorno amnésico persistente inducido por alcohol
291.x   Trastorno psicótico inducido por alcohol

.5   Con ideas delirantes[I,A]
.3   Con alucinaciones[I,A]
291.89   Trastorno del estado de ánimo inducido por alcohol[I,A]
291.89   Trastorno de ansiedad inducido por alcohol[I,A]
291.89   Trastorno sexual inducido por alcohol[I]
291.89   Trastorno del sueño inducido por alcohol[I,A]
291.9   Trastorno relacionado con el alcohol no especificado

TRASTORNOS RELACIONADOS CON ALUCINÓGENOS
Trastornos por consumo de alucinógenos
304.50   Dependencia de alucinógenos[b, c]
305.30   Abuso de alucinógenos

Trastornos inducidos por alucinógenos
292.89   Intoxicación por alucinógenos
292.89   Trastorno perceptivo persistente por alucinógenos *(flashbacks)*
292.81   Delirium por intoxicación por alucinógenos
292.xx   Trastorno psicótico inducido por alucinógenos
.11   Con ideas delirantes[I]
.12   Con alucinaciones[I]
292.84   Trastorno del estado de ánimo inducido por alucinógenos[I]
292.89   Trastorno de ansiedad inducido por alucinógenos[I]
292.9   Trastorno relacionado con alucinógenos no especificado

TRASTORNOS RELACIONADOS CON ANFETAMINAS (O SUSTANCIAS DE ACCIÓN SIMILAR)
Trastornos por consumo de anfetamina
304.40   Dependencia de anfetamina[a, b, c]
305.70   Abuso de anfetamina

Trastornos inducidos por anfetamina
292.89   Intoxicación por anfetamina
        Especificar si: Con alteraciones perceptivas
292.0   Abstinencia de anfetamina
292.81   Delirium por intoxicación por anfetamina
292.xx   Trastorno psicótico inducido por anfetamina
.11   Con ideas delirantes[I]
.12   Con alucinaciones[I]

292.84   Trastorno del estado de ánimo inducido por anfetamina[I,A]
292.89   Trastorno de ansiedad inducido por anfetamina[I]
292.89   Trastorno sexual inducido por anfetamina[I]
292.89   Trastorno del sueño inducido por anfetamina[I,A]
292.9   Trastorno relacionado con anfetamina no especificado

TRASTORNOS RELACIONADOS CON CAFEÍNA
Trastornos inducidos por cafeína
305.90   Intoxicación por cafeína
292.89   Trastorno de ansiedad inducido por cafeína[I]
292.89   Trastorno del sueño inducido por cafeína[I]
292.9   Trastorno relacionado con cafeína no especificado

TRASTORNOS RELACIONADOS CON EL *CANNABIS*
Trastornos por consumo de *Cannabis*
304.30   Dependencia de *Cannabis*[a, b, c]
305.20   Abuso de *Cannabis*

Trastornos inducidos por *Cannabis*
292.89   Intoxicación por *Cannabis*
          Especificar si: Con alteraciones perceptivas
292.81   Delirium por intoxicación por *Cannabis*
292.xx   Trastorno psicótico inducido por *Cannabis*
    .11   Con ideas delirantes[I]
    .12   Con alucinaciones[I]
292.89   Trastorno de ansiedad inducido por *Cannabis*[I]
292.9   Trastorno relacionado con *Cannabis* no especificado

TRASTORNOS RELACIONADOS CON COCAÍNA
Trastornos por consumo de cocaína
304.20   Dependencia de cocaína[a, b, c]
305.60   Abuso de cocaína

Trastornos inducidos por cocaína
292.89   Intoxicación por cocaína
          Especificar si: Con alteraciones perceptivas
292.0   Abstinencia de cocaína
292.81   Delirium por intoxicación por cocaína

292.xx   Trastorno psicótico inducido por cocaína
.11   Con ideas delirantes[I]
.12   Con alucinaciones[I]
292.84   Trastorno del estado de ánimo inducido por cocaína[I,A]
292.89   Trastorno de ansiedad inducido por cocaína[I,A]
292.89   Trastorno sexual inducido por cocaína[I]
292.89   Trastorno del sueño inducido por cocaína[I,A]
292.9   Trastorno relacionado con cocaína no especificado

TRASTORNOS RELACIONADOS CON FENCICLIDINA (O SUSTANCIAS DE ACCIÓN SIMILAR)
Trastornos por consumo de fenciclidina
304.60   Dependencia de fenciclidina[b]
305.90   Abuso de fenciclidina

Trastornos inducidos por fenciclidina
292.89   Intoxicación por fenciclidina
         Especificar si: Con alteraciones perceptivas
292.81   Delirium por intoxicación por fenciclidina
292.xx   Trastorno psicótico inducido por fenciclidina
.11   Con ideas delirantes[I]
.12   Con alucinaciones[I]
292.84   Trastorno del estado de ánimo inducido por fenciclidina[I]
292.89   Trastorno de ansiedad inducido por fenciclidina[I]
292.9   Trastorno relacionado con fenciclidina no especificado

TRASTORNOS RELACIONADOS CON INHALANTES
Trastornos por consumo de inhalantes
304.60   Dependencia de inhalantes[b, c]
305.90   Abuso de inhalantes

Trastornos inducidos por inhalantes
292.89   Intoxicación por inhalantes
292.81   Delirium por intoxicación por inhalantes
292.82   Demencia persistente inducida por inhalantes
292.xx   Trastorno psicótico inducido por inhalantes
.11   Con ideas delirantes[I]
.12   Con alucinaciones[I]

292.84   Trastorno del estado de ánimo inducido por inhalantes[I]
292.89   Trastorno de ansiedad inducido por inhalantes[I]
292.9   Trastorno relacionado con inhalantes no especificado

TRASTORNOS RELACIONADOS CON NICOTINA
Trastorno por consumo de nicotina
305.1   Dependencia de nicotina[a, b]

Trastornos inducidos por nicotina
292.0   Abstinencia de nicotina
292.9   Trastorno relacionado con nicotina no especificado

TRASTORNOS RELACIONADOS CON OPIÁCEOS
Trastornos por consumo de opiáceos
304.00   Dependencia de opiáceos[a, b, c, d]
305.50   Abuso de opiáceos

Trastornos inducidos por opiáceos
292.89   Intoxicación por opiáceos
          Especificar si: Con alteraciones perceptivas
292.0   Abstinencia de opiáceos
292.81   Delirium por intoxicación por opiáceos
292.xx   Trastorno psicótico inducido por opiáceos
   .11   Con ideas delirantes[I]
   .12   Con alucinaciones[I]
292.84   Trastorno del estado de ánimo inducido por opiáceos[I]
292.89   Trastorno sexual inducido por opiáceos[I]
292.89   Trastorno del sueño inducido por opiáceos[I,A]
292.9   Trastorno relacionado con opiáceos no especificado

TRASTORNOS RELACIONADOS CON SEDANTES, HIPNÓTICOS O ANSIOLÍTICOS
Trastornos por consumo de sedantes, hipnóticos o ansiolíticos
304.10   Dependencia de sedantes, hipnóticos o ansiolíticos[a, b, c]
305.40   Abuso de sedantes, hipnóticos o ansiolíticos

Trastornos inducidos por sedantes, hipnóticos o ansiolíticos
292.89   Intoxicación por sedantes, hipnóticos o ansiolíticos
292.0   Abstinencia de sedantes, hipnóticos o ansiolíticos
          Especificar si: Con alteraciones perceptivas

292.81   Delirium por intoxicación por sedantes, hipnóticos o ansiolíticos

292.81   Delirium por abstinencia de sedantes, hipnóticos o ansiolíticos

292.82   Demencia persistente inducida por sedantes, hipnóticos o ansiolíticos

292.83   Trastorno amnésico persistente inducido por sedantes, hipnóticos o ansiolíticos

292.xx   Trastorno psicótico inducido por sedantes, hipnóticos o ansiolíticos

   .11   Con ideas delirantes[I,A]

   .12   Con alucinaciones[I,A]

292.84   Trastorno del estado de ánimo inducido por sedantes, hipnóticos o ansiolíticos[I,A]

292.89   Trastorno de ansiedad inducido por sedantes, hipnóticos o ansiolíticos[A]

292.89   Trastorno sexual inducido por sedantes, hipnóticos o ansiolíticos[I]

292.89   Trastorno del sueño inducido por sedantes, hipnóticos o ansiolíticos[I,A]

292.9   Trastorno relacionado con sedantes, hipnóticos o ansiolíticos no especificado

TRASTORNO RELACIONADO CON VARIAS SUSTANCIAS

304.80   Dependencia de varias sustancias[a, b, c, d]

TRASTORNOS RELACIONADOS CON OTRAS SUSTANCIAS (O DESCONOCIDAS)

Trastornos por consumo de otras sustancias (o desconocidas)

304.90   Dependencia de otras sustancias (o desconocidas)[a, b, c, d]

305.90   Abuso de otras sustancias (o desconocidas)

Trastornos inducidos por otras sustancias (o desconocidas)

292.89   Intoxicación por otras sustancias (o desconocidas)
         Especificar si: Con alteraciones perceptivas

292.0   Abstinencia de otras sustancias (o desconocidas)
         Especificar si: Con alteraciones perceptivas

292.81   Delirium inducido por otras sustancias (o desconocidas)

292.82   Demencia persistente inducida por otras sustancias (o desconocidas)

292.83   Trastorno amnésico persistente inducido por otras sustancias (o desconocidas)

292.xx   Trastorno psicótico inducido por otras sustancias (o desconocidas)

   .11   Con ideas delirantes[I,A]

   .12   Con alucinaciones[I,A]

292.84   Trastorno del estado de ánimo inducido por otras sustancias (o desconocidas)[I,A]

292.89   Trastorno de ansiedad inducido por otras sustancias (o desconocidas)[I,A]

292.89   Trastorno sexual inducido por otras sustancias (o desconocidas)[I]

292.89   Trastorno del sueño inducido por otras sustancias (o desconocidas)[I,A]

292.9   Trastorno relacionado con otras sustancias (o desconocidas) no especificado

ESQUIZOFRENIA Y OTROS TRASTORNOS PSICÓTICOS

295.xx   Esquizofrenia
La siguiente clasificación de curso longitudinal es aplicable a todos los subtipos de esquizofrenia:

Episódico con síntomas residuales interepisódicos (*especificar si:* Con síntomas negativos acusados)/Episódico sin síntomas residuales interepisódicos/Continuo (*especificar si:* Con síntomas negativos acusados)
Episodio único en remisión parcial (*especificar si:* Con síntomas negativos acusados)/Episodio único en remisión total
Otro patrón o no especificado

   .30   Tipo paranoide
   .10   Tipo desorganizado
   .20   Tipo catatónico
   .90   Tipo indiferenciado
   .60   Tipo residual

295.40   Trastorno esquizofreniforme
   Especificar si: Sin síntomas de buen pronóstico/con síntomas de buen pronóstico

295.70   Trastorno esquizoafectivo
   Especificar tipo: Bipolar/depresivo

297.1 Trastorno delirante
Especificar tipo: Erotomaníaco/de grandiosidad/celotípico/persecutorio/somático/mixto/no especificado

298.8 Trastorno psicótico breve
Especificar si: Con desencadenante(s) grave(s)/sin desencadenante(s) grave(s)/de inicio en el posparto

297.3 Trastorno psicótico compartido *(folie à deux)*

293.xx Trastorno psicótico debido a…
(indicar enfermedad médica)

    .81 Con ideas delirantes

    .82 Con alucinaciones

——.— Trastorno psicótico inducido por sustancias
(consultar los trastornos relacionados con sustancias para los códigos específicos de cada una de ellas)
Especificar si: De inicio durante la intoxicación/de inicio durante la abstinencia

298.9 Trastorno psicótico no especificado

TRASTORNOS DEL ESTADO DE ÁNIMO

Codificar el estado actual del episodio depresivo mayor o del trastorno bipolar I en el quinto dígito:

1 = Leve
2 = Moderado
3 = Grave sin síntomas psicóticos
4 = Grave con síntomas psicóticos
    Especificar: Síntomas psicóticos congruentes con el estado de ánimo/ síntomas psicóticos no congruentes con el estado de ánimo
5 = En remisión parcial
6 = En remisión total
0 = No especificado

Se aplicarán (para los episodios actuales o más recientes) a los trastornos del estado de ánimo las siguientes especificaciones:
[a] Gravedad/psicótico/especificaciones en remisión/[b] crónico/[c] con síntomas catatónicos/[d] con síntomas melancólicos/[e] con síntomas atípicos/[f] de inicio en el posparto

Se aplicarán a los trastornos del estado de ánimo las siguientes especificaciones:
[g] Con o sin recuperación interepisódica total/[h] con patrón estacional/[i] con ciclos rápidos

TRASTORNOS DEPRESIVOS

296.xx   Trastorno depresivo mayor
.2x   Episodio único[a,b,c,d,e,f]
.3x   Recidivante[a,b,c,d,e,f,g,h]
300.4   Trastorno distímico
           Especificar si: De inicio temprano/de inicio tardío
           Especificar: Con síntomas atípicos
311   Trastorno depresivo no especificado

TRASTORNOS BIPOLARES

296.xx   Trastorno bipolar I
.0x   Episodio maníaco único[a,c,f]
           Especificar si: Mixto
.40   Con episodio más reciente hipomaníaco[g,h,i]
.4x   Con episodio más reciente maníaco[a,c,f,g,h,i]
.6x   Con episodio más reciente mixto[a,c,f,g,h,i]
.5x   Con episodio más reciente depresivo[a,b,c,d,e,f,g,h,i]
.7   Con episodio más reciente no especificado[g,h,i]
296.89   Trastorno bipolar II[a,b,c,d,e,f,g,h,i]
           Especificar (episodio actual o más reciente): Hipomaníaco/depresivo
301.13   Trastorno ciclotímico
296.80   Trastorno bipolar no especificado
293.83   Trastorno del estado de ánimo debido a...
           (indicar enfermedad médica)
           Especificar tipo: Con síntomas depresivos/con síntomas de depresión mayor/
           con síntomas maníacos/con síntomas mixtos
——.–   Trastorno del estado de ánimo inducido por sustancias
           *(consultar los trastornos relacionados con sustancias para los
           códigos específicos de cada una de ellas)*
           Especificar tipo: Con síntomas depresivos/con síntomas maníacos/con síntomas
           mixtos
           Especificar si: De inicio durante la intoxicación/de inicio durante la abstinencia
269.90   Trastorno del estado de ánimo no especificado

TRASTORNOS DE ANSIEDAD

300.01   Trastorno de angustia sin agorafobia
300.21   Trastorno de angustia con agorafobia

300.22   Agorafobia sin historia de trastorno de angustia

300.29   Fobia específica
Especificar tipo: Animal/ambiental/sangre-inyecciones-daño/situacional/otro tipo

300.23   Fobia social
Especificar si: Generalizada

300.3   Trastorno obsesivo-compulsivo
Especificar si: Con poca conciencia de enfermedad

309.81   Trastorno por estrés postraumático
Especificar si: Agudo/crónico
Especificar si: De inicio demorado

308.3   Trastorno por estrés agudo

300.02   Trastorno de ansiedad generalizada

293.84   Trastorno de ansiedad debido a…
(indicar enfermedad médica)
Especificar si: Con ansiedad generalizada/con crisis de angustia/con síntomas obsesivo-compulsivos

——.—   Trastorno de ansiedad inducido por sustancias
(consultar los trastornos relacionados con sustancias para los códigos específicos de cada una de ellas)
Especificar si: Con ansiedad generalizada/con crisis de angustia/con síntomas obsesivo-compulsivos/con síntomas fóbicos
Especificar si: De inicio durante la intoxicación/de inicio durante la abstinencia

300.00   Trastorno de ansiedad no especificado

TRASTORNOS SOMATOMORFOS

300.81   Trastorno de somatización

300.82   Trastorno somatomorfo indiferenciado

300.11   Trastorno de conversión
Especificar tipo: Con síntomas o déficit motores/con síntomas o déficit sensoriales/con crisis de presentación mixta

307.xx   Trastorno por dolor
    .80   Asociado a factores psicológicos
    .89   Asociado a factores psicológicos y a enfermedad médica
Especificar si: Agudo/crónico

300.7   Hipocondría
Especificar si: Con poca conciencia de enfermedad

300.7   Trastorno dismórfico corporal

300.82   Trastorno somatomorfo no especificado

TRASTORNOS FACTICIOS

300.xx   Trastorno facticio
   .16   Con predominio de signos y síntomas psicológicos
   .19   Con predominio de signos y síntomas somáticos
   .19   Con combinación de signos y síntomas psicológicos y somáticos
300.19   Trastorno facticio no especificado

TRASTORNOS DISOCIATIVOS

300.12   Amnesia disociativa
300.13   Fuga disociativa
300.14   Trastorno de identidad disociativo
300.6   Trastorno de despersonalización
300.15   Trastorno disociativo no especificado

TRASTORNOS SEXUALES Y DE LA IDENTIDAD SEXUAL

TRASTORNOS SEXUALES
Se aplicarán las siguientes especificaciones a todos los trastornos sexuales primarios:
   Especificar tipo: De toda la vida/ adquirido/general/situacional/debido a factores psicológicos/debido a factores combinados

Trastornos del deseo sexual
302.71   Deseo sexual hipoactivo
302.79   Trastorno por aversión al sexo

Trastornos de la excitación sexual
302.72   Trastorno de la excitación sexual en la mujer
302.72   Trastorno de la erección en el hombre

Trastornos del orgasmo
302.73   Trastorno orgásmico femenino
302.74   Trastorno orgásmico masculino
302.75   Eyaculación precoz

Trastornos sexuales por dolor

302.76   Dispareunia (no debida a una enfermedad médica)

306.51   Vaginismo (no debido a una enfermedad médica)

Trastorno sexual debido a una enfermedad médica

625.8   Deseo sexual hipoactivo en la mujer debido a…
(indicar enfermedad médica)

608.89   Deseo sexual hipoactivo en el hombre debido a…
(indicar enfermedad médica)

607.84   Trastorno de la erección en el hombre debido a…
(indicar enfermedad médica)

625.0   Dispareunia femenina debida a…
(indicar enfermedad médica)

608.89   Dispareunia masculina debida a…
(indicar enfermedad médica)

625.8   Otros trastornos sexuales femeninos debidos a…
(indicar enfermedad médica)

608.89   Otros trastornos sexuales masculinos debidos a…
(indicar enfermedad médica)

——.–   Trastorno sexual inducido por sustancias
(consultar los trastornos relacionados con sustancias para los códigos específicos de cada una de ellas)
Especificar si: Con alteración del deseo/con alteración de la excitación/con alteración del orgasmo/con dolor sexual
Especificar si: De inicio durante la intoxicación

302.70   Disfunción sexual no especificada

PARAFILIAS

302.4   Exhibicionismo

302.81   Fetichismo

302.89   Frotteurismo

302.2   Pedofilia
Especificar si: Con atracción sexual por los hombres/con atracción sexual por las mujeres/con atracción sexual por ambos sexos
Especificar si: Limitada al incesto
Especificar tipo: Exclusivo/ no exclusivo

302.83   Masoquismo sexual

302.84   Sadismo sexual

302.3   Fetichismo transvestista
Especificar si: Con disforia sexual
302.82 Voyeurismo
302.9   Parafilia no especificada

TRASTORNOS DE LA IDENTIDAD SEXUAL
302.xx Trastorno de la identidad sexual
.6   En la niñez
.85   En la adolescencia o en la vida adulta
Especificar si: Con atracción sexual por los hombres/con atracción sexual por las mujeres/con atracción sexual por ambos/sin atracción sexual por ninguno
302.6   Trastorno de la identidad sexual no especificado
302.9   Trastorno sexual no especificado

TRASTORNOS DE LA CONDUCTA ALIMENTARIA

307.1   Anorexia nerviosa
Especificar tipo: Restrictivo/ compulsivo/ purgativo
307.51 Bulimia nerviosa
Especificar tipo: Purgativo/ no purgativo
307.50 Trastorno de la conducta alimentaria no especificado

TRASTORNOS DEL SUEÑO

TRASTORNOS PRIMARIOS DEL SUEÑO
Disomnias
307.42 Insomnio primario
307.44 Hipersomnia primaria
Especificar si: Recidivante
347   Narcolepsia
780.59 Trastorno del sueño relacionado con la respiración
307.45 Trastorno del ritmo circadiano
Especificar tipo: Sueño retrasado/*jet lag*/cambios de turno de trabajo/no especificado
307.47 Disomnia no especificada

Parasomnias
307.47 Pesadillas

307.46   Terrores nocturnos
307.46   Sonambulismo
307.47   Parasomnia no especificada

TRASTORNOS DEL SUEÑO RELACIONADOS CON OTRO TRASTORNO MENTAL

307.42   Insomnio relacionado con…
          (indicar trastorno del Eje I o del Eje II)
307.44   Hipersomnia relacionada con…
          (indicar trastorno del Eje I o del Eje II)

OTROS TRASTORNOS DEL SUEÑO

780.xx   Trastorno del sueño debido a…
          (indicar enfermedad médica)
    .52   Tipo insomnio
    .54   Tipo hipersomnia
    .59   Tipo parasomnia
    .59   Tipo mixto
——.–   Trastorno del sueño inducido por sustancias
          (consultar los trastornos relacionados con sustancias para los códigos específicos de cada una de ellas)
          Especificar tipo: Insomnio/ hipersomnia/parasomnia/ mixto
          Especificar si: De inicio durante la intoxicación/de inicio durante la abstinencia

TRASTORNOS DEL CONTROL DE LOS IMPULSOS NO CLASIFICADOS EN OTROS APARTADOS

312.34   Trastorno explosivo intermitente
312.32   Cleptomanía
312.33   Piromanía
312.31   Juego patológico
312.39   Tricotilomanía
312.30   Trastorno del control de los impulsos no especificado

TRASTORNOS ADAPTATIVOS

309.xx   Trastorno adaptativo
    .0   Con estado de ánimo depresivo

.24   Con ansiedad
.28   Mixto, con ansiedad y estado de ánimo depresivo
.3   Con trastorno de comportamiento
.4   Con alteración mixta de las emociones y el comportamiento
.9   No especificado
        Especificar si: Agudo/crónico

TRASTORNOS DE LA PERSONALIDAD

Nota: Se codifican en el Eje II.
301.0   Trastorno paranoide de la personalidad
301.20 Trastorno esquizoide de la personalidad
301.22 Trastorno esquizotípico de la personalidad
301.7   Trastorno antisocial de la personalidad
301.83 Trastorno límite de la personalidad
301.50 Trastorno histriónico de la personalidad
301.81 Trastorno narcisista de la personalidad
301.82 Trastorno de la personalidad por evitación
301.6   Trastorno de la personalidad por dependencia
301.4   Trastorno obsesivo-compulsivo de la personalidad
301.9   Trastorno de la personalidad no especificado

OTROS PROBLEMAS QUE PUEDEN SER OBJETO DE ATENCIÓN CLÍNICA

FACTORES PSICOLÓGICOS QUE AFECTAN AL ESTADO FÍSICO

316   *...(Especificar el factor psicológico)* que afecta a...
        (indicar enfermedad médica)
        Elegir según la naturaleza de los factores:
        Trastorno mental que afecta a una enfermedad médica
        Síntomas psicológicos que afectan a una enfermedad médica
        Rasgos de personalidad o estilo de afrontamiento que afectan a
            una enfermedad médica
        Comportamientos desadaptativos que afectan a una enferme-
            dad médica
        Respuesta fisiológica relacionada con el estrés que afecta a una
            enfermedad médica

Otros factores psicológicos o no especificados que afectan a una enfermedad médica

TRASTORNOS MOTORES INDUCIDOS POR MEDICAMENTOS
332.1   Parkinsonismo inducido por neurolépticos
333.92 Síndrome neuroléptico maligno
333.7   Distonía aguda inducida por neurolépticos
333.99 Acatisia aguda inducida por neurolépticos
333.82 Discinesia tardía inducida por neurolépticos
333.1   Temblor postural inducido por medicamentos
333.90 Trastorno motor inducido por medicamentos no especificado

OTROS TRASTORNOS INDUCIDOS POR MEDICAMENTOS
995.2   Efectos adversos de los medicamentos no especificados

PROBLEMAS DE RELACIÓN
V61.9   Problema de relación asociado a un trastorno mental o a una enfermedad médica
V61.20 Problemas paterno-filiales
V61.10 Problemas conyugales
V61.8   Problema de relación entre hermanos
V62.81 Problema de relación no especificado

PROBLEMAS RELACIONADOS CON EL ABUSO O LA NEGLIGENCIA
V61.21 Abuso físico del niño
        (codificar 995.54 si el objeto de atención clínica es la víctima)
V61.21 Abuso sexual del niño
        (codificar 995.53 si el objeto de atención clínica es la víctima)
V61.21 Negligencia de la infancia
        (codificar 995.52 si el objeto de atención clínica es la víctima)
——.—   Abuso físico del adulto
V61.12 (si es por el/la compañero/a)
V62.83 (si es por alguien que no es el/la compañero/a)
        (codificar 995.81 si el objeto de atención clínica es la víctima)
——.—   Abuso sexual del adulto
V61.12 (si es por el/la compañero/a)

V62.83   (si es por alguien que no es el/la compañero/a)
         (codificar 995.83 si el objeto de atención clínica es la víctima)

PROBLEMAS ADICIONALES QUE PUEDEN SER OBJETO DE ATENCIÓN CLÍNICA

V15.81   Incumplimiento terapéutico
V65.2   Simulación
V71.01   Comportamiento antisocial del adulto
V71.02   Comportamiento antisocialen la niñez o la adolescencia
V62.89   Capacidad intelectual límite
         Nota: Se codifica en el Eje II
780.9   Deterioro cognoscitivo relacionado con la edad
V62.82   Duelo
V62.3   Problema académico
V62.2   Problema laboral
313.82   Problema de identidad
V62.89   Problema religioso o espiritual
V62.4   Problema de aculturación
V62.89   Problema biográfico

CÓDIGOS ADICIONALES

300.9   Trastorno mental no especificado (no psicótico)
V71.09   Sin diagnóstico o estado en el Eje I)
799.9   Diagnóstico o estado aplazado en el Eje I
V71.09   Sin diagnóstico en el Eje II
799.9   Diagnóstico aplazado en el Eje II

SISTEMA MULTIAXIAL

Eje I   Trastornos cíclicos y otros problemas que pueden ser objeto de atención clínica
Eje II   Trastornos de la personalidad
          Retraso mental
Eje III   Enfermedades médicas
Eje IV   Problemas psicosociales y ambientales
Eje V   Evaluación global de la actividad

ÍNDICE ALFABÉTICO
DE MATERIAS